临床实用
MRI 掌中宝

顾　问：左国庆
主　编：杨　华　邹利光
副主编：陈一鸣　萧　勇　陈　佳
参编人员（以姓氏笔画为序）：

王军大　石丹凤　申　洪　刘　曦　刘翠芳

李雪娇　杨荟平　吴青青　张　丽　赵一蓉

赵建宁　彭　聪　曾国飞

SPM 南方出版传媒

广东科技出版社 | 全国优秀出版社

·广州·

图书在版编目（CIP）数据

临床实用MRI掌中宝 / 杨华，邹利光主编. 一广州：广东科技出版社，2018.4（2025.2重印）

ISBN 978-7-5359-6840-1

Ⅰ.①临… Ⅱ.①杨… ②邹… Ⅲ.①核磁共振成像 Ⅳ.①R445.2

中国版本图书馆CIP数据核字（2017）第331322号

临床实用MRI掌中宝
LINCHUANG SHIYONG MRI ZHANGZHONGBAO

出 版 人：朱文清
责任编辑：马霄行 曾永琳
封面设计：友间文化
责任校对：李云柯
责任印制：彭海波
出版发行：广东科技出版社
　　　　　（广州市环市东路水荫路11号　邮政编码：510075）
销售热线：020-37607413
https：//www.gdstp.com.cn
E-mail：gdkjbw@nfcb.com.cn
经　　销：广东新华发行集团股份有限公司
排　　版：广州市友间文化传播有限公司
印　　刷：佛山市浩文彩色印刷有限公司
　　　　　（南海区狮山科技工业园A区　邮政编码：528225）
规　　格：889mm×1 194mm 1/64　印张5.875　字数120千
版　　次：2018年4月第1版
　　　　　2025年2月第4次印刷
定　　价：25.00元

如发现因印装质量问题影响阅读，请与承印厂联系调换。

前　言

　　磁共振成像（MRI）是医学影像的重要手段，代表着影像医学的发展方向。随着软件、硬件的不断改进和发展，MRI 在临床诊疗中的地位正在逐渐提升。MRI 为多参数成像，软组织分辨率高，且为无创检查，不仅可以提供病变形态、解剖、病理学基础信息，而且可以反映器官生理功能及代谢方面的改变，已成为很多系统和组织疾病诊断的金标准，也是目前影像学临床和基础研究的重要方向。

　　目前，国内出版了较多关于 MRI 的参考书，但大部分专业性强，理论内容丰富，系统、疾病分类描述深入，对初学者来说掌握起来难度较大，对实际临床应用能力的提高帮助有限。因而，广大医务工作者，尤其是年轻医师迫切需要一本简洁、实用，而又相对全面、系统的 MRI 诊断手册。为满足这一需求，我们编写了这样一本口袋书，希望能为广大年轻的影像医师带来帮助。

    本书包括总论、中枢神经系统、头颈、五官、纵隔、循环系统、乳腺、消化系统、泌尿生殖系统、腹膜后间隙及骨骼肌肉系统等内容，编写过程中我们尽量选择常见病、多发病，以代表性影像图片、重要的临床表现、病理及影像表现为要点编写，并辅以重要的鉴别诊断，全书力求简洁、全面、重点突出、可读性强。

    本书适用于各级医院影像科及临床科室的工作人员学习参考，也可供影像初学者、实习生、规培医师及进修医师使用。

编者
2017 年 3 月

目 录

第一章 总 论

一、MRI成像的基本原理及影像特点

磁共振成像（MRI）是利用氢原子核在磁场内所产生的信号经重建成像的一种影像技术。人体内的每一个氢质子可视作一个小磁体，进入强外磁场前，质子排列杂乱无章。放入强外磁场中，则它们仅在平行或反平行于外磁场磁力线两个方向上排列。平行于外磁力线的质子处于低能级，反平行于外磁场磁力线的处于高能级，前者比后者略多。在一定频率的射频脉冲的激励下，部分低能级的质子跃入高能级，当射频脉冲停止后又恢复为原来的状态，并在这个过程中以射频信号的形式释放出能量，这些被释放出的并进行了三维空间编码的射频信号被体外线圈接收，经计算机处理后重建成图像，这个过程即为磁共振成像。

MRI成像系统的组成：

磁铁系统：①静磁场。又称主磁场，是MRI成像系统的核心部分之一，提供原子核定向性。需有匀场线圈协助达到磁场的高均匀度。②梯度场。用来产生并控制磁场中的梯度，以实现磁共振（MR）

1

信号的空间编码。这个系统有三组线圈，产生 x、y、z 三个方向的梯度场，线圈组的磁场叠加起来，可得到任意方向的梯度场。

射频系统：①射频发生器。产生短而强的射频场，以脉冲方式加到样品上，使样品中的氢原子核产生共振现象。②射频接收器。接收 MR 信号，放大后进入计算机图像重建系统。

计算机图像重建系统：射频接收器送来的信号经模/数转换器，由模拟信号转换成数字信号，根据与观察层面各体素的对应关系，经计算机处理，得出层面图像数据，再经数/模转换器，传输到图像显示器上，按 MR 信号强度的大小，用不同的灰度等级即可显示出欲观察层面的图像。

二、MRI 基本检查方法

常用检查方法：包括常规 MRI 平扫及增强扫描。常规 MRI 平扫，即血管内不注入对比剂的一般扫描，包括 T1WI、T2WI 及 T2*WI 等；增强扫描即静脉内注入对比剂后进行的扫描，根据对比剂注入后目标组织信号强度是增加还是减小分为正性增强和负性增强。此外，目前常规检查中还包括磁共振血管造影（MRA）、磁共振水成像（MRCP、MRU 等）、扩散加权成像（DWI）、灌注成像等。

特殊检查方法包括：

心电触发及门控技术：心电触发技术是利用心电图的R波触发信号采集，使每一次数据采集与心脏的每一次运动周期同步；门控技术是采用阈值法，根据心电图与心动周期的关系设上下阈值，所有数据采集都在阈值内进行，超出阈值则不采集。

呼吸触发及门控技术：呼吸触发技术是利用呼吸波的波峰固定触发扫描，从而达到同步采集；门控技术是将数据采集控制在呼吸波的一定阈值的上限和下限，从而达到每次采集的同步技术。

饱和成像技术：①局部饱和技术。对某一区域的全部组织在射频脉冲激发前预先施加非选择性预饱和射频脉冲，使该区域在成像脉冲施加时已饱和，无法产生信号，从而抑制与运动和流动相关的伪影，消除给定方向的自选流入信号（如2D-TOF成像），减少卷褶伪影。②化学位移频率选择饱和技术。同一种元素的原子由于化学结构的差异，在相同场强中其拉莫尔（Larmor）频率不同（化学位移现象），因此可利用这种频率的差异，选择性地消除脂肪或水的信号。③水-脂反相位饱和成像技术。水中氢质子和脂肪中氢质子的化学键不同，因此两者氢质子的进动频率有差异，前者较后者进动频率高，所以可以采用不同的回波时间（TE）获得不同相位（同、反相位）的图像，此技术常用于脂肪浸润的检查。

三、MRI对比剂

MRI对比剂是通过内外界弛豫效应和磁化率效应间接地改变组织的信号强度。按照作用原理，MRI对比剂可以分为纵向弛豫（T1）对比剂和横向弛豫（T2）对比剂；按磁性构成可分为顺磁性、铁磁性和超顺磁性三大类；按增强类型可分为阳性和阴性对比剂；按对比剂的生物学分布，可分为细胞外间隙非特异性分布对比剂、进入细胞内或细胞膜结合对比剂、血池分布对比剂等。

目前应用最广泛的对比剂为二乙三胺五醋酸钆或钆喷酸葡甲胺盐（Gd-DTPA），商品名为马根维显。Gd-DTPA为离子型细胞外液对比剂，是一种顺磁性物质，Gd^{3+}具有7个不成对电子，其不成对电子与质子一样为偶极子，具有磁矩。在无顺磁性物质的情况下，组织的T1、T2弛豫是由质子之间的偶极子-偶极子相互作用，形成局部磁场波动所引起的。在有不成对电子的顺磁性物质存在时，由于电子的磁化率约为质子的657倍，因此可产生局部巨大磁场波动。此时，大部分电子的运动频率与Larmor频率相近，从而使邻近质子的T1、T2弛豫时间缩短，即形成所谓质子偶极子-电子偶极子之间的偶极子-偶极子相互作用，引起所谓质子弛豫增强，其结果造成T1和T2弛豫时间缩短。Gd-DTPA浓度较低时，对机体组织的T1弛豫时间影响较大，然而，随着Gd-DTPA浓度增加，T2缩短效应渐趋明显，当Gd-DTPA浓度大大高于临床剂量时，T2缩短甚著，以致T2的增强作用掩盖了T1的增强作用，所以高剂量的Gd-DTPA也可用作阴性对比剂。

　　Gd-DTPA的临床应用常规剂量为每千克体重0.1 mmol，美国食品药品监督管理局（FDA）最大允许剂量为每千克体重0.3 mmol。 Gd-DTPA是非常安全的对比剂，半数致死量（LD$_{50}$）为每千克体重20 mmol左右，其安全系数（半数致死量/有效剂量）高达200（碘对比剂的安全系数为8～10）。Gd-DTPA的副作用发生率很低，文献报道为1.5%～2.5%，多表现为头晕、一过性头痛、恶心呕吐、皮疹等。严重不良反应的发生率极低，约为百万分之一到百万分之二，可表现为呼吸困难、血压降低、支气管哮喘、肺水肿，可导致死亡。出现严重反应者多原有呼吸系统疾病或过敏病史。关于Gd-DTPA副作用的发生机理仍不清楚，目前，大多数研究者认为主要与钆剂本身的化学毒性有关。Gd-DTPA副作用的高危因素及其副作用的预防和处理均与水溶性含碘对比剂相仿。

四、MRI的优缺点及禁忌证

MRI的最大优点在于它是目前少有的对人体没有任何伤害的安全、快速、准确的检查方法。具体来说，相对于CT和X线平片MRI有以下几个优点：①无电离辐射，为无损伤性检查；②为多参数成像，MRI已知成像参数达十余种，再加上超过百种的脉冲序列组合，以及许多特殊成像技术的应用，MRI的成像潜力十分巨大；③软组织分辨率高，对盆腔、骨关节、肌肉等部位的检查明显优于CT；④可多方位、任意平面成像；⑤心血管成像无须对比剂增强；⑥可以进行代谢、功能成像。

其缺点主要有：①成像时间长；②钙化显示不佳；③骨性结构显示相对较差；④伪影相对较多；⑤信号变化解释相对复杂，病变定性仍有困难；⑥禁忌证相对较多。

MRI的禁忌证包括：

绝对禁忌证：①身体内装有心脏起搏器及神经刺激器的患者；②有眼内金属异物、内耳植入金属假体者，有铁磁性金属假肢、金属关节者；③妊娠三个月内的早期妊娠者；④重度高热患者。

相对禁忌证：①体内非重要部位有非铁磁性金属植入物者，如有假牙、避孕环、金属植入物、术后金属夹等物品时，应慎重扫描，以防止金属物运动或产热造成病人损伤；②昏迷、神志不清、精神异常、易发癫痫或心脏骤停者；③严重外伤、幽闭恐惧症患者；④幼儿及不配合的病人应慎重扫描，要在医生或者家属监护下进行；⑤孕妇和婴儿应征得医生同意再进行扫描。

五、MRI诊断的新进展

MRI应用40多年来，其技术的发展突飞猛进，在医学影像诊断及科研领域发挥着越来越重要的作用。纵观MRI技术的发展历程，技术引领设备的发展，设备促进技术的进步，二者相互促进，不断更新。主磁场、梯度系统、射频系统功能的改进，多通道、多采集单元、并行采集等技术的应用，使MRI设备整体水平明显提升，成像速度显著加快。近年来，在MRI技术方面的新进展如下：

灌注成像：灌注成像可用来评价血流的微循环，临床上主要有对比剂首过法和动脉自旋标记（ASL）法两种。对比剂首过法是通过静脉团注MRI对比剂，在血管内产生强大的、微观的磁敏感梯度实现的。ASL是利用血管内自由流动的血液作为内源性示踪剂来评价组织的特异性灌注，此方法不使用外源性对比剂，可重复性高且组织对比度好，但在缺血引起脑血流量明显降低时，ASL所测得的血流量较其他方法测得的结果低。三维动脉自旋标记技术（3D-ASL）有效克服了传统ASL技术回波平面成像采集的磁敏感伪影问题，能连续标记，从而实现了大范围三维全脑容积灌注成像，可更准确地评价脑梗死后再灌注，准确鉴别脑血管畸形，准确评价颅内肿瘤新生血管，进行肿瘤分级。

多对比度成像：基于三点式Dixon技术的多对比度成像技术可以保证任意比值的水、脂肪都可以进行精确的水-脂分离，保证足够的信号强度，使组织结构交界处清晰，水-脂分离彻底，彻底排除了外界干扰对水-脂分离的影响。一次成像可以获得4种对比度（水相、脂相、水-脂同相及水-脂反相），优化了扫描流程，提高了病变诊断的特异性、病变与邻近结构之间的对比和病变检出的敏感性。迭代分解水和脂肪的回声不对称与最小二乘法估计技术（IDEAL）是对Dixon技术进行改进的精准定量化技术，采用多回波采集及区域增长技术，通过多回波信号变化曲线在进行脂肪定量时去除组织T2*的干扰，从而精确量化脂肪含量。IDEAL技术克服了传统水-脂成像技术不能提供精准脂肪定量的固有缺陷，应用范围已经从脂肪肝扩大到肿瘤、代谢性疾病和对疾病疗效的评估中。

扩散加权成像（DWI）：DWI是目前在活体上进行水分子扩散测量与成像的唯一方法。DWI的主要缺点为伪影重、分辨率和信噪比低。高清DWI可降低DWI图像变形，提高DWI的空间分辨率及信噪比，有效减少磁敏感伪影引起的变形。高清DWI的矩阵可达512×512，能够显示更多脑干、脊髓等的细微结构。常规DWI中表观弥散系数（ADC值）是由单指数模型计算得出的，不能单纯反映活体组织内水分子的扩散，它同时受毛细血管网血流灌注效应的影响。双指数模型体素内不相干运动成像（IVIM）DWI采用多个包含低b值的DWI进行图像采集，可以同时得到灌注相关参数和扩散参数，量化DWI中的2种运动成分，精确地对水分子扩散和微循环灌注信息进行量化分析，有助于病变的定性和鉴别诊断。

扩散张量成像（DTI）是一种基于水分子扩散方向特征的MRI成像技术，主要用于动态显示脑白质的生理演变过程及神经纤维束的走行和分布等。

动态增强MRI：是一种评价组织微循环功能状态的MRI技术，通过不同的药物代谢动力学模型计算出组织灌注（T1灌注）、渗透性相关的生理学及病理学参数，反映靶器官的结构特征、强化方式及病理状态下血管生成、肿瘤基质的特征性变化，是一种用于肿瘤早期诊断及疗效评价的无创性检查方法。动态增强MRI量化参数可以间接评价肿瘤血管的通透性及病变的纤维化程度，主要用于乳腺、腹部及盆腔器官实质性肿瘤的早期诊断及疗效监测。

MRI技术的发展代表着医学影像诊断设备和技术的发展。随着MRI设备和技术的进步，MRI技术正在由形态、解剖成像向功能、定量及个体化影像延伸，随着近年来分子影像技术的发展，多模态MRI技术的成熟，有望进一步从细胞、分子，乃至基因水平反映靶器官的物质代谢和功能活动状态。

第二章 中枢神经系统

一、中枢神经系统的MRI检查方法

MRI具有软组织分辨率高、多方位、多参数成像等优点，在中枢神经系统的应用较为成熟，应用相当普遍。颅脑MRI包括平扫、增强扫描、磁共振血管成像（MRA）、功能磁共振成像（fMRI）及磁共振断层血管成像（MRTA）等。

常规MRI平扫包括自旋回波（SE）序列、快速自旋回波（FSE）序列及梯度回波（GRE）序列等，成像参数常采用T1WI、T2WI及T2 Flair水抑制成像。对比增强扫描采用含钆的顺磁性药物，能有效缩短T1值，可以反映血脑屏障的破坏情况，更清晰地勾画病变的边界，评价病变的血流状况，从而有助于病变的诊断和鉴别诊断。磁共振血管成像（MRA）包括基于血管流空效应，不使用对比剂的时间飞跃（TOF）和相位对比（PC），以及采用对比剂改变血液的弛豫时间的对比增强磁共振血管造影（CEMRA）。

广义的功能磁共振成像（fMRI）包括磁共振波谱分析（MRS）、扩散加权成像（DWI）、灌注加

权成像（PWI）、扩散张量成像（DTI）、磁敏感加权成像（SWI）以及血氧水平依赖成像（BOLD）。MRS是能检测体内化学成分、组织代谢产物的无创伤检查方法，是目前唯一能非侵入性测定活体化学代谢物改变的技术；DWI是目前唯一能用于活体观察水分子微观运动的一种成像方法；PWI通过对对比剂首次通过组织进行连续扫描，主要反映的是组织中微观血流动力学信息；DTI是基于组织内水分子弥散的各向异性进行成像的方法，主要用于了解病变造成的白质纤维束受压移位、浸润与破坏，为病变的诊断与鉴别诊断提供更多信息，为手术方案的制定提供依据；SWI根据不同组织间的磁敏感性差异提供图像对比增强，对脑内小静脉及其出血的显示非常敏感；BOLD即狭义的磁共振脑功能成像，是通过刺激特定感官，引起大脑皮层相应部位的神经活动（功能区激活），并通过磁共振图像来显示的一种研究方法，是一种无创、活体的研究脑功能活动的方法。

　　磁共振断层血管成像（MRTA）主要用于检查血管与颅神经的关系，是三叉神经痛、面肌痉挛及拟诊颅神经血管压迫的重要检查方法。

二、中枢神经系统常见变异

（一）灰质异位

【诊断与读片要点】

1. 灰质异位属先天性神经元移行异常，系成神经细胞未能及时准确地移行至脑皮质表面而聚集在脑的异常部位形成的，也可同时合并中枢神经系统其他畸形。

2. 根据发病部位不同，本病可分为3型：带型、结节型、板层型。

3. 带型多见，表现为异位灰质与皮层相连且向白质区过度延伸，呈不规则形团块状，少数呈孤立的结节，位于白质区，称灰质小岛；结节型位于侧脑室周围，又称脑室周围型，表现为大小不等的结节状异位灶紧贴侧脑室表面或突入侧脑室，可单发或多发；板层型异位灰质分布于皮层下白质区且与室管膜相连，多呈带状或片状弥漫分布。

4. 异位灰质形态各异，大小悬殊，无特定规律，其信号强度始终与正常灰质相同，即使是增强扫描也与正常灰质无异。见图2-1。

【鉴别诊断】

1. 结节性硬化：多位于皮层下白质及室管膜下，使皮髓交界不清，呈多发小斑片状或小结节

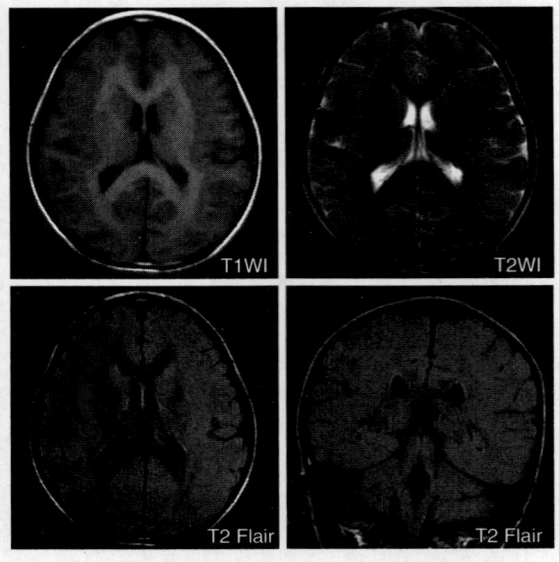

双侧对称的异常灰质带，位于侧脑室与外皮层之间

图2-1　皮层下带状灰质异位

状，脑实质内呈长T1长T2信号，室管膜下结节呈等信号，钙化呈低信号。

2. 脑肿瘤：其信号改变与灰质信号不同，且常伴周围水肿，而灰质异位与正常灰质信号相同。

（二）结节性硬化

【诊断与读片要点】

1. 结节性硬化（TSC）是一种少见的先天性常染色体显性遗传性疾病，属源于外胚层组织和器官发育异常的神经皮肤综合征。

2. 临床以面部皮脂腺瘤、癫痫和智力低下为特征，并伴脑组织结节样硬化。

3. MRI表现为不规则的脑内结节性病灶同时分布于多个脑叶的皮髓质和室管膜下，呈多部位发病，结节信号强度具有多样性，发生在皮髓质的病灶在T1WI呈等信号或低信号，T2WI呈高信号，部分钙化病灶在T1WI、T2WI均为低信号。位于室管膜下的病灶，其信号强度与脑白质相似，在高信号脑脊液衬托下能清晰分辨。见图2-2。

4. 增强扫描结节灶不强化是本病特点。

【鉴别诊断】

1. 脑结核：多呈斑片状，病灶较TSC大，边缘不清，周围常有水肿带，少有室管膜下结节发生，增强扫描多有灶周絮状强化和邻近脑回软脑膜强化。

2. 脑囊虫病：少儿罕见，表现为脑内圆形囊性病变，T2WI高信号灶内有偏心性低信号头节，囊虫存活期周围水肿较轻，囊虫死亡时，头节显示不清，周围水肿带较大，增强扫描囊壁或囊内小点状

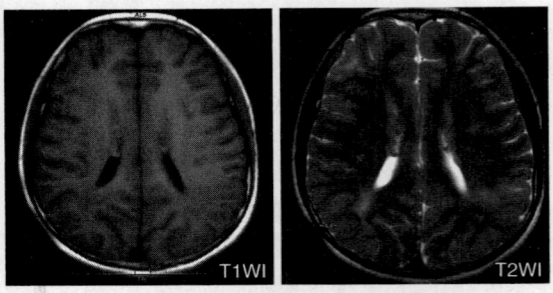

双侧脑室室管膜下多发小结节状T1WI略高信号、T2WI略低信号，边界清楚

图2-2　结节性硬化

强化。

3. 甲状旁腺功能低下：室管膜下斑状钙化，脑内钙化多见。

（三）丹迪-沃克综合征

【诊断与读片要点】

1. 丹迪-沃克综合征（DWS）即Dandy-Walker综合征，又称Dandy-Walker畸形或第四脑室中-侧孔闭锁，是一种罕见的小脑发育畸形，可引起四脑室囊性扩大和继发性梗阻性脑积水。

2. DWS可合并各种先天发育畸形，如胼胝体发育不全、枕部脑膜脑膨出等。

3. MRI表现为后颅窝扩大，四脑室囊状扩大或与后颅窝巨大囊肿相通，呈均匀的脑脊液信号；小脑天幕、窦汇抬高，超过人字缝；小脑蚓部全部或部分缺如，同时可伴小脑半球发育不良，发育不良的小脑半球变薄、分离、移位，脑干受压迫前移，脑桥前池、桥小脑角池消失；幕上常伴有不同程度梗阻性脑积水；常伴胼胝体、小脑扁桃体发育不全。

4. MRI矢状位T1WI显示DWS特征具优势，能清晰显示脑室、脑池结构及伴发的其他颅脑畸形。见图2-3。

【鉴别诊断】

1. 先天变异巨枕大池：又称Blake囊肿，囊肿与四脑室和蛛网膜下腔相交通，枕大池向两侧对称性或偏一侧扩大，小脑及脑干形态、位置正常，四脑室无扩大，无幕上脑积水。

2. 后颅窝蛛网膜囊肿：一般发生在小脑后，位于中线或稍偏一侧，小脑无发育畸形，四脑室无扩大，囊肿不与四脑室相通。

（四）神经纤维瘤病

【诊断与读片要点】

1. 神经纤维瘤病（NF）是一种少见的源于神经嵴细胞异常的多系统损害的常染色体显性遗传病，病变范围广泛，可累及全身各系统和器官。

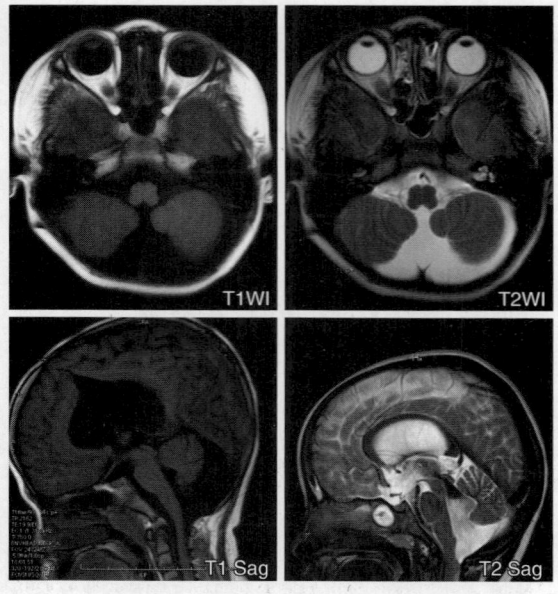

后颅窝巨大囊性信号，与扩大的四脑室相通，小脑蚓部缺如，小脑半球发育不良

图2-3 丹迪-沃克综合征

2. 主要临床特点为皮肤色素斑，颅神经及周围神经多发神经纤维瘤。

3. 神经纤维瘤病分1型（Von Recklinghausen病，NF-1）、2型（双侧听神经瘤及脑膜瘤，

NF-2）。

4. NF-1颅内神经纤维瘤MRI主要表现为视神经胶质瘤、脑内错构瘤及颅神经肿瘤，颅外多发神经纤维瘤表现为外周神经分布区多发软组织肿块且大部分沿神经干走行，多呈圆形、卵圆形或梭形，边界清晰；在T1WI上大多与脊髓、肌肉信号相似，在T2WI上信号呈明显高信号，增强扫描肿瘤实质部分明显强化。见图2-4。

5. NF-2主要表现为双侧听神经瘤，合并脑膜瘤或胶质瘤。

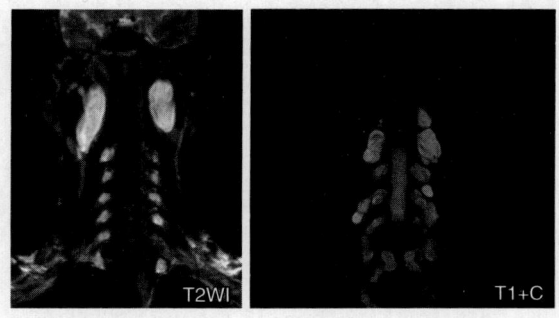

双侧椎旁周围神经走行区多发结节状软组织信号，边界清楚，增强扫描明显强化

图2-4　神经纤维瘤病1型

【鉴别诊断】

1. 单纯听神经瘤：大多数单侧发生，极少双侧发生，其MRI表现与NF的听神经瘤一致，但无直系亲属患病史及其他颅脑肿瘤。

2. 转移瘤：占位效应明显，可呈结节状、团块状、环状或不规则强化，而NF-2的颅内多发脑膜瘤多无明显水肿，增强扫描较均匀强化。

（五）蛛网膜囊肿

【诊断与读片要点】

1. 蛛网膜囊肿（IAC）是由蛛网膜围成的囊性腔隙，其内充满了脑脊液囊液，常引起周围结构的移位，并形成颅内动力学改变，可分为先天性、后天性，以前者最常见。

2. 好发于脑裂、脑池处，幕上多见于外侧裂、大脑凸面等；幕下囊肿多见于斜坡、脑桥小脑三角、中线后部、小脑蚓部和枕大池等处。

3. MRI对小囊肿及深部近中线旁的囊肿更易诊断，表现为T1WI呈均匀低或等信号，T2WI呈高信号，与脑脊液信号相同，边界清晰，增强扫描无强化，周围脑组织无水肿，部分脑组织受压移位。见图2-5。

【鉴别诊断】

1. 脉络膜裂囊肿：常位于颞叶海马与间脑之

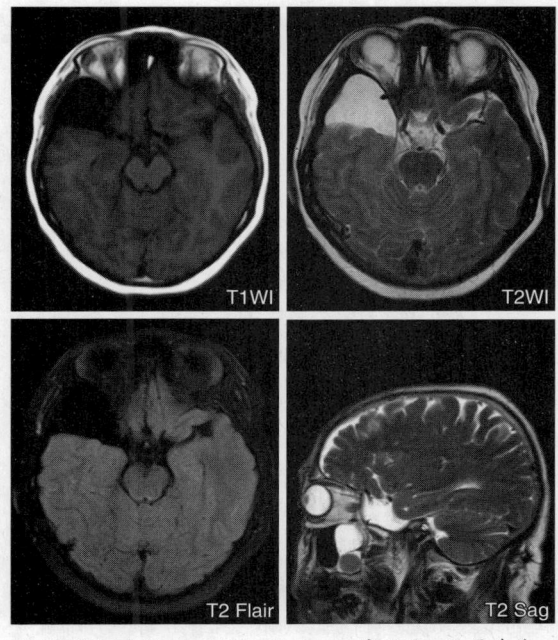

右颞极区囊状T1WI低信号、T2WI高信号，边界清楚，邻近脑组织受压移位

图2-5　右颞极蛛网膜囊肿

间，可发生于蛛网膜下腔，囊肿在各序列上信号同脑脊液，壁薄、不强化。

2. 颅内表皮样囊肿：少见先天性胚胎性肿瘤，

好发于脑桥小脑三角和岩骨尖，大多数MRI表现为T1WI不均匀稍低信号，介于脑脊液和脑实质信号之间，T2WI呈高信号，DWI呈高信号，而蛛网膜囊肿DWI呈低信号。

三、脱髓鞘、代谢、中毒病变

（一）多发性硬化

【诊断与读片要点】

1. 多发性硬化（MS）是一种慢性、多灶性中枢神经系自身免疫性脱髓鞘病变。

2. 主要见于脑室周围、胼胝体、深部白质、中脑、小脑、视神经等。

3. 病灶MRI表现各期有所不同：急性期及亚急性期的斑块多呈类圆形或卵圆形，呈T1WI低信号、T2WI高信号，信号多不均匀，周围可见水肿带，称"煎蛋征"，增强扫描呈结节状或环形强化；MS强化的斑块易见到不完全的环形强化，称"开环征"或"弓形征"。慢性静止期的斑块多为线条状，长轴多垂直于侧脑室，呈T1WI低信号、T2WI高信号，增强扫描无强化；活动性慢性斑块的影像特点是上述两种斑块的复杂组合。见图2-6。

【鉴别诊断】

1. 弥散性硬化：脑白质区有大的、边界清楚

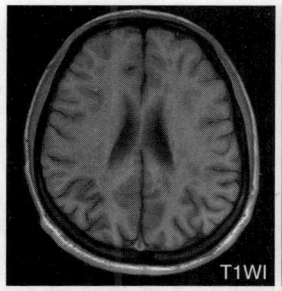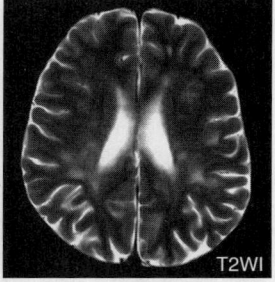

双侧脑室旁多发点状T1WI低信号、T2WI高信号，部分病灶垂直于侧脑室分布，边界不清

图2-6　多发性硬化

的、非对称性的脱髓鞘病灶，与MS不难鉴别。

2. 急性播散性脑脊髓炎：常多发，具对称性，可累及大脑、小脑、基底核和丘脑；急性期病灶可强化，无新旧病灶同时存在。

（二）脑桥中央髓鞘溶解

【诊断与读片要点】

1. 脑桥中央髓鞘溶解（CPM）是一种罕见的、非感染性的、致命性脱髓鞘疾病，病变主要发生于脑桥基底部，主要病理学特征为脑桥中央对称性髓鞘脱失。

2. MRI对CPM显示的敏感性和在形态学上的观察明显优于CT，表现为脑桥基底部中央区出现对称分布的异常信号，呈圆形、卵圆形、三角形或蝴蝶形，T1WI呈等低信号，T2WI呈高信号，边缘清晰；病变无占位效应，增强扫描无明显强化。见图2-7。

3. DWI对CPM具有早期诊断价值，急性期及

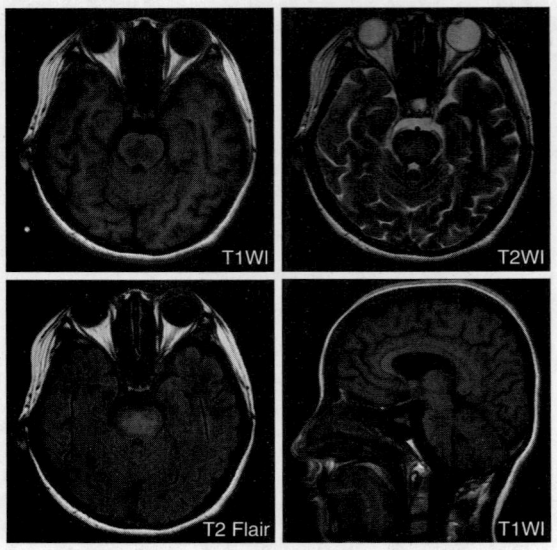

脑桥基底部中央区对称性蝶形T1WI略低信号、T2WI高信号，边界清楚

图2-7 脑桥中央髓鞘溶解

非急性期时DWI均呈高信号，但急性期ADC值明显减低，非急性期ADC值升高。

【鉴别诊断】

1. 脑干梗死：多发于脑桥和延髓，与血管走行及分布相关，多偏向一侧，形态不规则，呈斑点、斑片状，占位效应轻，增强扫描可出现不规则强化。

2. 脑桥胶质瘤：多位于脑桥中部，脑桥变形、增粗，病变向周围发展可累及中脑或延髓，同时占位效应明显，四脑室受压变形，增强扫描有强化。

（三）皮层下动脉硬化性脑病

【诊断与读片要点】

1. 皮层下动脉硬化性脑病是一种脑深部供血不足所导致的脑白质变性、血源性脱髓鞘疾病，伴多发小灶性脑梗死；临床上常有进行性痴呆。

2. MRI表现为侧脑室前角、后角及体部周围、半卵圆中心对称性月晕状T1WI低信号、T2WI高信号，几乎100%累及额角。在额角部呈扇形或鸡冠状不规则片状，病变边界不清，无占位效应，增强扫描无强化改变。见图2-8。

3. 可见单发或多发腔隙性脑梗死、脑萎缩。

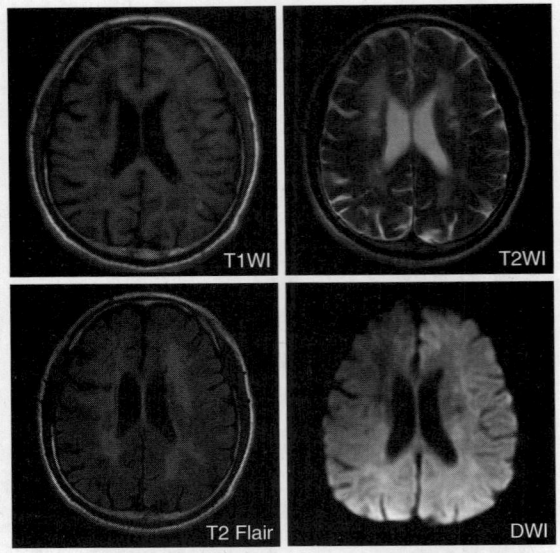

双侧半卵圆中心及侧脑室旁见多发斑片状T1WI低信号、T2WI高信号，边界不清，DWI未见明显弥散受限改变

图2-8 皮层下动脉硬化性脑病

【鉴别诊断】

1. 多发性硬化：多见于年轻患者，病变长轴垂直于侧脑室为特征，急性期可见斑片环形强化。

2. 多发梗死性痴呆：表现为多发性梗死灶及软化灶和脑室扩大，急性起病。

（四）肝豆状核变性

【诊断与读片要点】

1. 肝豆状核变性又称为Wilson氏病，是一种常染色体隐性遗传性疾病，系铜代谢障碍所引起的肝硬化和脑变性疾病。

2. 好发于青少年，临床有典型三联征：脑豆状核变性、角膜Kayser-Fleisher色素环、小叶性肝硬化。

3. 典型MRI表现为基底节、丘脑、脑干、小脑等部位对称性T1WI低信号、T2WI高信号，无明显占位及水肿效应，多伴有脑萎缩，增强扫描无强化。

4. T2WI冠状位层面上，苍白球低信号及其外侧壳核高信号，构成"熊猫眼征"，这是本病脑部特征性MRI表现。见图2-9。

【鉴别诊断】

1. 一氧化碳中毒：有特定中毒史，双侧基底节病灶在T1WI信号减低显著，常呈囊状改变，不会同时出现丘脑和脑干病变。

2. 脑血管意外（脑出血或脑梗死）：多见于中老年人，累及双侧基底节时，病灶多不对称分布。

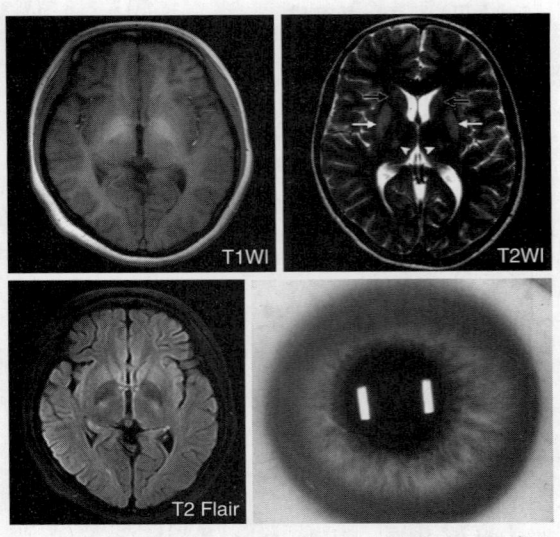

双侧壳核及尾状核头部对称性T1WI低信号、T2WI高信号，边界不清，T2 Flair呈高信号

图2-9 肝豆状核变性

（五）一氧化碳中毒性脑病

【诊断与读片要点】

1. 一氧化碳中毒是北方冬季多发病，可由于缺氧而导致多器官、多组织损伤，脑组织对缺氧最敏感，故首先受累。

2. 双侧苍白球对称性变性坏死、软化及脑白质广泛脱髓鞘是一氧化碳中毒性脑病的特征性影像表现。

3. MRI表现为双侧苍白球、侧脑室周围、半卵圆中心多发对称性信号异常，呈T1WI等低信号、T2WI稍高或高信号；可伴胼胝体、大脑皮层、小脑等受累。见图2-10。

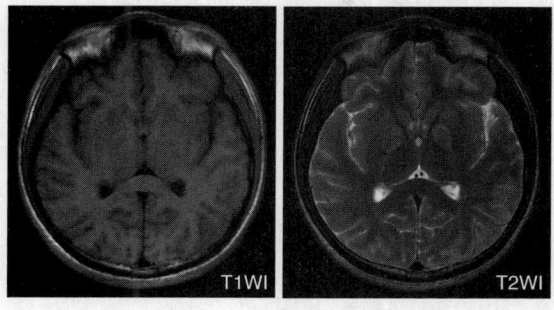

双侧苍白球对称性T1WI低信号、T2WI高信号，边界不清

图2-10 一氧化碳中毒性脑病

【鉴别诊断】

1. 维生素B_1缺乏性脑病：双侧基底节区对称性异常信号，以豆状核最多见，可呈类圆形、三角形，多见于婴幼儿，可逆，补充维生素B_1后可完全恢复正常。

2. 脑梗死：多表现为腔隙性脑梗死，常为圆形或椭圆形异常信号，边缘模糊，通常除累及基底节外，尚有内囊受累，双侧不对称。

（六）缺血缺氧性脑病

【诊断与读片要点】

1. 缺血缺氧性脑病（HIE）是引起新生儿急性死亡和慢性神经系统损伤的主要原因之一。

2. MRI早期表现为沿脑回走行的点状及迂曲条状T1WI高信号，常见T1WI灰质信号增高，额叶及侧脑室周围脑白质片状T1WI低信号、T2WI高信号，也可见灰白质界限不清，皮层下高信号出血区或幕上、幕下蛛网膜下腔出血；MRI对小灶性出血灶敏感性较强。

3. 脑软化时可见白质减少，脑室旁见胶质增生，即所谓"反转"现象，表现为沿两侧室壁边缘条带状T1WI高信号。见图2-11。

4. DWI是诊断HIE最敏感的方法，急性HIE所致脑梗死及脑损伤均可表现为高信号。

【鉴别诊断】

1. 新生儿低血糖脑损伤：脑损伤程度与低血糖严重程度及持续时间有关，病变分布区域与脑血管分布不匹配，以双侧顶枕叶后部脑组织受累较有特征性，一般不累及小脑及脑干，伴发脑出血

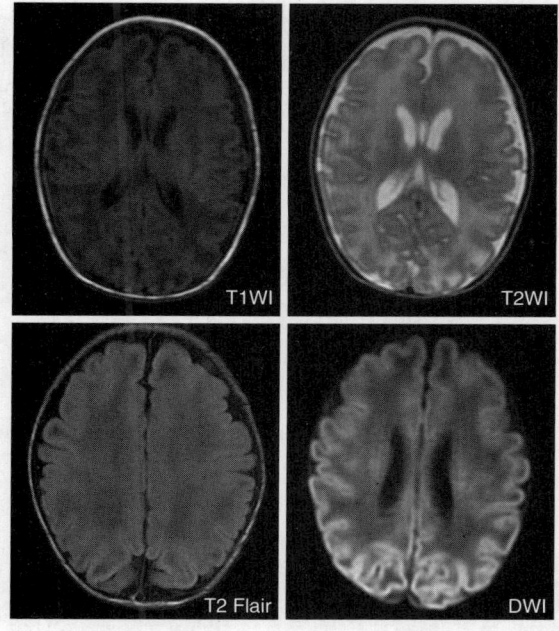

　　脑灰质T1WI信号增高，双侧侧脑室旁斑片状T1WI低信号、T2WI高信号，边界不清，DWI示脑皮质弥散稍受限

图2-11　缺血缺氧性脑病

较少。

　　2. Alexander病：常发于婴幼儿，MRI表现为双侧半球白质对称性T1WI低信号、T2WI高信号改

变，早期累及额叶，而后向后发展，病变侵及皮层下弓状纤维是其特征性改变。

四、脑血管病变

（一）高血压脑出血

【诊断与读片要点】

1. 高血压脑出血是中老年人常见病之一，系血压急剧升高所导致的急性脑循环障碍综合征。

2. 脑实质内出血量越大，脑实质受损程度越严重，中线结构移位越明显，脑疝机会越高。

3. MRI在诊断急性脑出血中的作用越来越重要，常规MRI序列可清晰显示出血后血肿内部经历的演变过程：氧合血红蛋白—脱氧血红蛋白—正铁血红蛋白—含铁血黄素。

4. 超急性期血肿呈T1WI、T2WI等信号；急性期血肿呈T1WI等信号、T2WI低信号；亚急性期血肿呈T1WI、T2WI高信号；慢性期血肿呈T1WI低信号、T2WI高信号，可见含铁血黄素沉积环。见图2-12。

【鉴别诊断】

1. 转移瘤卒中：好发于皮髓质交界区，脑水肿明显，一般多发，多有原发癌病史。

2. 淀粉样血管病合并出血：好发于70岁以上老

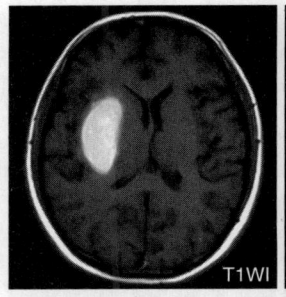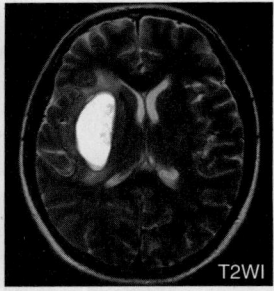

右侧外囊区肾形T1WI、T2WI高信号，边界清晰，周围伴少许水肿

图2-12　右基底节区脑出血

人，出血主要累及皮层，多发于顶枕、颞顶、额叶部位，位置表浅。

3. 动脉瘤出血：好发于Willis环，MRI除能显示血肿外，常能因流空现象而发现动脉瘤。

（二）蛛网膜下腔出血

【诊断与读片要点】

1. 蛛网膜下腔出血是指颅内血管破裂后血液流入蛛网膜下腔，分为自发性和外伤性两类。

2. 30%～50%的自发性蛛网膜下腔出血是由于颅内动脉瘤破裂所致。

3. 急性蛛网膜下腔出血在MRI信号改变上不敏感，不如CT诊断价值高；亚急性期或慢性期时

T1WI表现为高信号，有一定的诊断价值。

4. MRI对自发性蛛网膜下腔出血的病因诊断起着重要作用；出现流空信号是MRI诊断脑动脉瘤及脑动静脉畸形的主要征象；脑动静脉畸形的引流静脉表现为T1WI低信号、T2WI高信号；动脉瘤可伴瘤周灶性小血肿，形成血栓后，可表现为混杂信号。见图2-13。

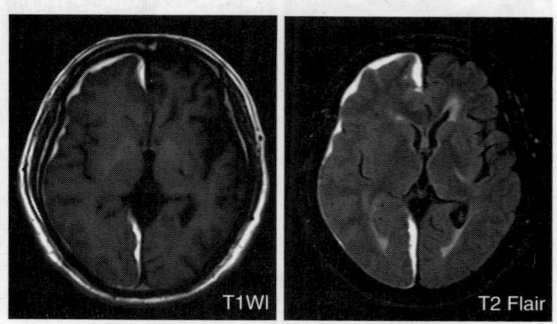

脑表面沿蛛网膜下腔走行区域铸形样异常信号，T1WI及T2 Flair均呈高信号

图2-13　蛛网膜下腔出血

【鉴别诊断】

1. 静脉窦血栓：静脉窦血流信号消失，代之以不同时期的血栓信号，特别是T2像的诊断价值更大，MRV可直接显示静脉窦内的充盈缺损。

2. 大脑镰：T1WI、T2WI及其他各序列均为低信号，边缘光滑、完整。

（三）脑梗死

【诊断与读片要点】

1. 脑梗死又称缺血性脑卒中，系多种原因引起脑组织局部区域血供受阻，脑组织因为缺血缺氧而变性坏死，进而产生神经功能缺失表现。

2. 根据发病时间可将脑梗死分为超急性期（6小时以内）、急性期（6～72小时）、亚急性期（3天至1个月）、慢性期（1个月以上）。

3. 超急性期或急性期脑梗死MRI表现为T1WI等信号或稍低信号、T2WI等信号或稍高信号，DWI高信号；DWI对超急性期或急性期脑梗死诊断敏感。见图2-14。

4. 亚急性期脑梗死灶水肿进一步加重，占位效应更明显，梗死灶呈T1WI低信号、T2WI高信号。

5. 慢性期小的梗死灶可完全吸收、不显示，主要表现为局灶性脑萎缩；较大的病灶形成软化灶，T1与T2显著延长，类似脑脊液信号。

【鉴别诊断】

1. 转移瘤：位于灰白质交界，瘤灶小，伴大水肿时与脑梗死水肿期表现相似，增强扫描转移瘤灶呈结节状、环状强化，而脑梗死表现为脑回样

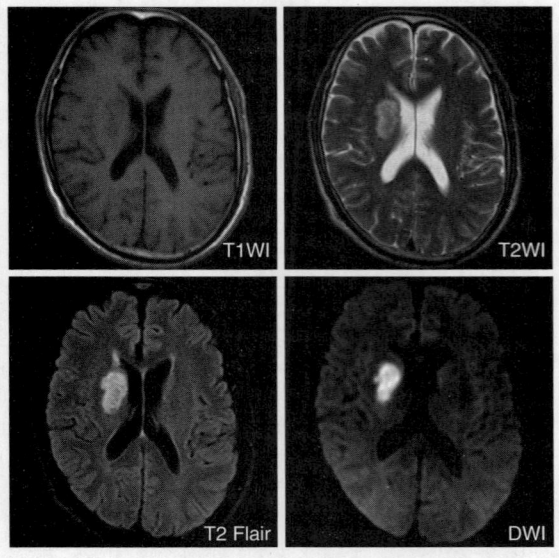

　　右侧基底节区团片状T1WI略低信号、T2WI高信号，边界欠清，DWI弥散受限

图2-14　急性脑梗死

强化。

　　2. 病毒性脑炎：发生在基底节区的脑炎表现为T1WI低信号、T2WI高信号，部分大脑半球内可见局限性异常信号，同时累及灰白质，呈脑回状，病灶呈神经核团分布，两侧不对称，进一步发展可引

起白质继发性脱髓鞘改变。

（四）腔隙性脑梗死

【诊断与读片要点】

1. 腔隙性脑梗死是指脑部深穿支动脉闭塞所致的脑缺血性软化，形成豌豆或粟粒大小的腔隙，高血压是引起腔隙性脑梗死的直接原因；病变好发于基底节、内囊、丘脑和脑干。

2. 病灶多数在5～15 mm，大于10 mm者称为巨腔隙灶。

3. 腔隙性脑梗死MRI表现为T1WI低信号、T2WI高信号，随着病程的延长，T1和T2延长明显。见图2-15。

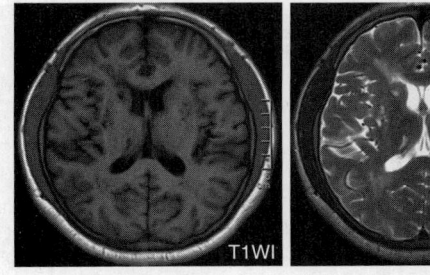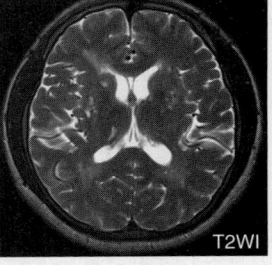

双侧基底节区多发小斑片状T1WI低信号、T2WI高信号，边界不清

图2-15　双侧基底节区多发腔隙性脑梗死

4. 较小的腔隙灶有可能漏掉，必要时可行薄层扫描，以提高腔隙灶的检出率。

【鉴别诊断】

1. 血管周围间隙：好发于前联合两侧，双侧可见，形态呈短管状、圆形、椭圆形，MRI表现与脑脊液信号一致，呈T1WI低信号、T2WI高信号，Flair为低信号，DWI为低信号，增强扫描无强化。

2. 脉络膜裂囊肿：发生在海马与间脑之间，呈类圆形囊状影，信号与脑脊液一致；其特殊的发生部位是鉴别要点。

（五）血管畸形（脑动静脉畸形）

【诊断与读片要点】

1. 脑动静脉畸形（AVM）属先天性中枢神经系统血管发育异常，在颅内血管畸形中约占90%以上。

2. AVM系增粗的供血动脉、畸形血管团与增粗的引流静脉紧密联系，畸形血管团之间无正常脑组织。

3. 约50%的AVM继发脑内出血，25%～30%的AVM可出现钙化。

4. MRI显示为T1低信号、T2高信号，伴出血时T1、T2均呈高信号；扩张迂曲的畸形血管团呈团状、条索状、蜂窝状的流空血管影。

5. MRA可很好地区分供血动脉和引流静脉。见图2-16。

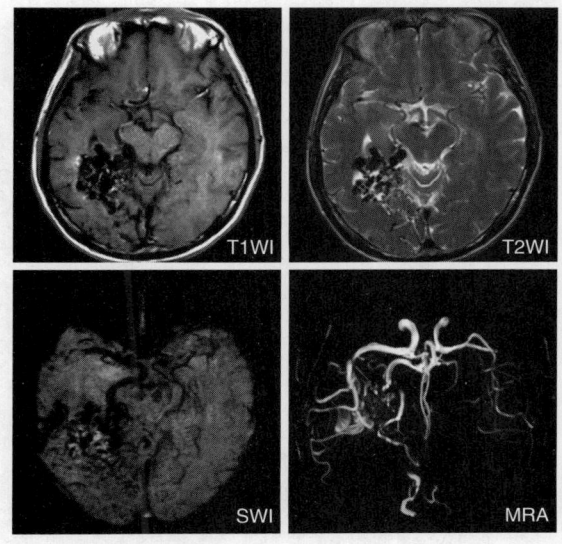

右侧枕叶结节状及蚓状T1WI及T2WI低信号，SWI及MRA示相应区域畸形血管团

图2-16 右颞枕叶AVM

【鉴别诊断】

1. 脑动静脉瘘（AVF）：动静脉之间以直接交通为主，输入动脉和输出静脉增粗程度与AVM畸形

血管团不成比例，输出静脉近端呈球形扩张，且信号较AVM更高，近似于动脉，且沿血流方向信号逐渐减少。

2. 脑出血：单纯脑出血有一定好发部位，MRI见不到血管流空影，MRA和脑血管造影也无畸形血管团。

（六）海绵状血管瘤

【诊断与读片要点】

1. 海绵状血管瘤属于脑血管畸形的一个亚型，并非真性肿瘤，是由众多薄壁血管组成的海绵状异常血管团。好发于深部白质和基底节区，可单发，也可多发。

2. 临床可无任何症状，部分患者可出现头痛或癫痫。

3. 由于反复、缓慢出血而信号复杂，在T1WI及T2WI出现爆米花样改变及T2WI病灶周围低信号含铁血黄素环具有特征性。DWI及SWI由于含铁血黄素沉着引起的磁敏感增强而呈明显低信号。增强扫描可表现为无明显强化、环形强化或轻-中度持续强化。病灶周围一般无水肿，占位效应较轻。见图2-17。

【鉴别诊断】

1. 脑动静脉畸形：由供血动脉、引流静脉及畸

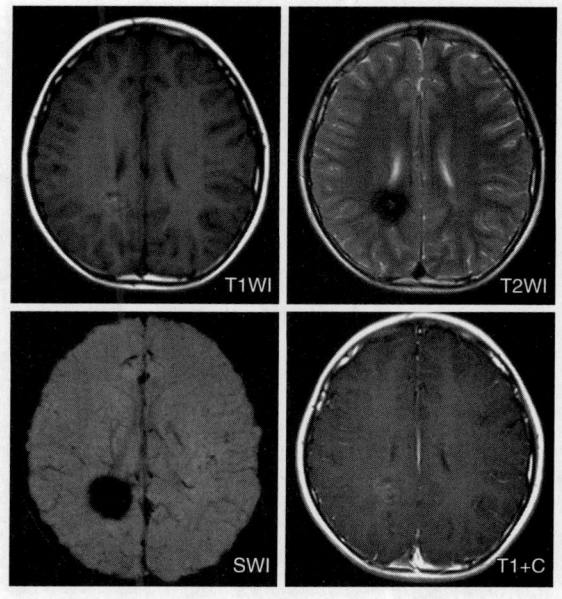

右侧顶叶结节状T1WI高低混杂信号、T2WI见低信号含铁血黄素环，SWI呈明显低信号，增强扫描不均匀强化

图2-17　右顶叶海绵状血管瘤

形的血管团组成，病变形态不规则，病变内可见流空血管影，邻近脑组织可因营养缺失而萎缩。

2. 胶质瘤：T1WI呈低信号，T2WI呈高信号，缺乏爆米花样特征和病灶周围含铁血黄素环；病变边界欠清，周围常伴水肿，增强扫描强化明显。

（七）动脉瘤

【诊断与读片要点】

1. 动脉瘤是动脉的局限性扩张或膨出，是引起蛛网膜下腔出血最常见的原因之一。

2. 具有流空效应，MRI对动脉瘤造成的血液流空十分敏感。脑动脉瘤可呈小圆形、梭形、水滴状或囊状流空信号，在T2WI更为明显；动脉瘤瘤腔内常常出现涡流，使信号不均，T1WI部分病灶呈中心高信号、周边低信号；瘤内血栓形成后可呈环形层状排列的高低相间或等低相间的混杂信号。

3. 3D-TOF-MRA及后处理技术，如MIP、SSD、MPR、VR等，可直观地显示动脉瘤，方便动脉瘤大小、瘤颈宽度以及载瘤血管直径的测量。见图2-18。

【鉴别诊断】

1. 烟雾病：MRA可显示脑深部异常血管网和原发性脑出血，而颅内动脉瘤除多呈流空信号外，通常还合并有相位编码方向上的流动伪影，后者在T2WI上最容易显示。

2. 鞍旁脑膜瘤：呈类圆形T1等信号、T2等信号或略低信号，MRI平扫与鞍上动脉瘤信号相似，但无流动性伪影，增强扫描强化明显。

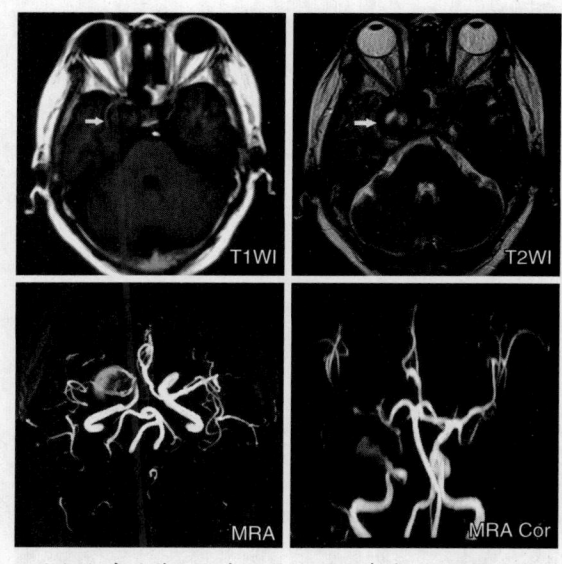

右侧鞍旁结节状混杂信号，边界清楚，T2WI可见流空，MRA示结节与右侧颈内动脉相连

图2-18　右侧颈内动脉动脉瘤

五、颅脑外伤

（一）脑挫裂伤

【诊断与读片要点】

1. 脑组织局部暴力打击或对冲引起的损伤，是一个渐进的过程，主要表现为出血和肿胀，可伴颅

骨骨折。

2. 颅内血肿MRI信号随着血肿演变而不断变化。急性期血肿T1WI、T2WI呈等信号；亚急性期血肿T1WI、T2WI呈高信号；当血肿外壁沉积大量顺磁性的含铁血黄素时，可形成低信号环；慢性期血肿T1WI、T2WI呈外低内高信号，且低信号环持续扩大，最后整个血肿形成T1WI、T2WI低信号。见图2-19。

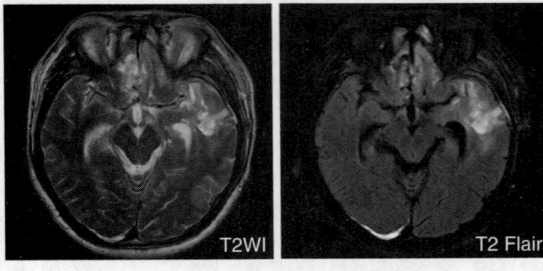

双侧额叶、左侧颞叶斑片状T2WI高低混杂信号，边界不清

图2-19 左侧额颞叶脑挫裂伤

3. 超急性期脑水肿或缺血可导致扩散值下降，于DWI上呈明亮高信号，比常规T2WI显示更早、更清晰。

【鉴别诊断】

1. 出血性脑梗死：多无外伤史，病灶按一定血液供应分布，出血点多在梗死灶边缘。

2. 弥漫性轴索损伤：表现为弥漫性脑肿胀，灶性损伤好发于白质、胼胝体、脑干上部的背外侧，呈多发圆形或斑点状影。

（二）硬膜外血肿

【诊断与读片要点】

1. 硬膜外血肿多因头部直接暴力造成颅骨骨折或颅骨局部变形，使脑膜血管破裂，血液进入硬膜外间隙所致，出血多源于脑膜动脉，约占创伤性颅内血肿的30%。

2. MRI表现为颅骨内板下局限性双凸透镜形或半月形影，不跨越颅缝，血肿信号变化规律，与颅内血肿相仿。

3. 急性期血肿T1WI呈等信号，血肿内缘可见线样低信号的硬膜，T2WI呈低信号；亚急性期血肿于T1WI、T2WI及Flair上呈高信号；慢性期血肿T1WI呈低信号，T2WI呈高信号，但血肿周边含铁血黄素在T2WI呈低信号。见图2-20。

【鉴别诊断】

1. 硬膜下血肿：形态大多呈新月形，可超过颅缝，甚至占据整个大脑半球的硬脑膜下腔，其MRI信号特点与颅内血肿相仿。

2. 硬膜外积脓：颅骨内板下见梭形异常信号

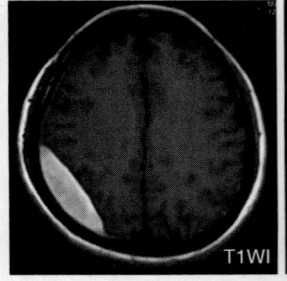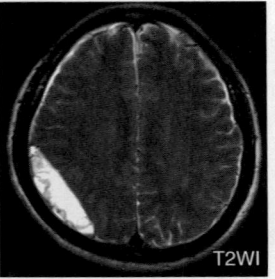

右侧顶部颅骨内板下梭形T1WI、T2WI高信号，边界清楚，邻近脑组织轻度受压

图2-20　右顶部硬膜外血肿

影，T1WI呈等信号或低信号，T2WI呈高信号，增强扫描于病灶内缘可见增厚的硬膜强化。

（三）硬膜下血肿

【诊断与读片要点】

1. 硬膜下血肿是位于硬膜与蛛网膜之间的血肿，占颅内血肿的40%左右，多由于直接暴力所致。

2. 根据形成时间可分为急性血肿（<3天）、亚急性血肿（4天～3周）和慢性血肿（>3周）。

3. 好发于大脑半球凸面，以额极、额颞部最常见，MRI表现为颅骨内板下新月形或半月形异常信号，其信号改变与急性硬膜外血肿相仿，即T1WI等信号、T2WI低信号，也可因蛛网膜破裂，脑脊液混入而呈混杂信号；亚急性期表现为T1WI、T2WI均匀高信号；慢性硬膜下血肿，T1WI信号逐渐变低，但其强度高于脑脊液，T2WI呈高信号。见图2-21。

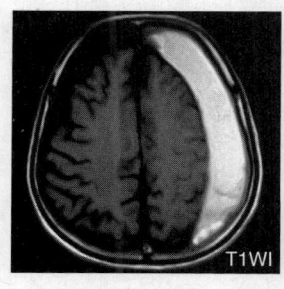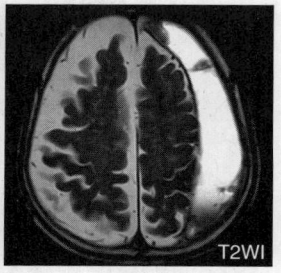

左侧额顶部颅骨内板下新月形T1WI高信号、T2WI较高信号，边界清楚

图2-21 左额顶部硬膜下血肿

【鉴别诊断】

1. 硬膜外血肿：MRI信号变化与硬膜下血肿相似，但硬膜外血肿局限，不跨越颅缝，在各方向上均呈双凸形，一般不引起中线结构移位，多不引起白质弓状纤维分布区变窄或消失。

2. 蛛网膜下腔积液：额顶区蛛网膜下腔明显增宽，纵裂前部增宽，基底池扩大，额顶区脑沟增宽、加深，脑室轻度扩大，MRI表现为T1WI低、

T2WI高的脑脊液信号，其内的点状静脉信号与颅内板相邻。

（四）硬膜下积液

【诊断与读片要点】

1. 硬膜下积液又称硬膜下水瘤，好发于一侧或两侧额、颞区，系创伤引起的蛛网膜撕裂形成活瓣，使脑脊液进入硬膜下腔不能回流，或液体进入硬膜下腔后，蛛网膜破裂处被血肿或水肿阻塞形成。

2. 可分为急性和慢性，急性少见，慢性者有完整包膜，可因出血而成为硬膜下血肿。

3. MRI表现为颅骨内板下新月形T1WI低信号，T2WI高信号，信号均匀，与脑脊液信号相仿。见图2-22。

4. 双侧的硬膜下水瘤可深入前纵裂而呈"M"形，一般无或仅有轻微占位表现，周围无水肿。

【鉴别诊断】

1. 蛛网膜下腔积液：多见于婴幼儿，MRI可通过蛛网膜上粘连的血管流空，间接提示蛛网膜位置来提供明确的诊断。

2. 慢性硬膜下血肿：MRI表现为大部分呈T1WI、T2WI高信号，信号欠均匀。

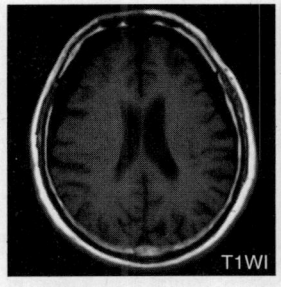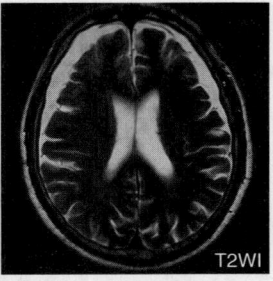

双额颞部颅骨内板下对称性新月形T1WI低信号、T2WI高信号，边界清晰

图2-22 双侧额颞部硬膜下积液

六、颅内感染病变

（一）脑脓肿

【诊断与读片要点】

1. 脑脓肿是一种颅内感染性疾病，系化脓性细菌入侵脑组织，导致炎性改变和脓肿形成。

2. MRI表现与脑脓肿形成的时间相关：急性脑炎期表现为脑内白质区边界欠清的T1低信号、T2高信号；脓肿形成初期表现为边缘不规则、边界模糊的T1低信号、T2高信号，增强扫描在病灶周围可呈轻度不规则的环状强化；脓肿壁形成期表现为T2WI高信号，脓肿壁表现为均一的环状强化，随时间延迟其强化范围逐渐扩大。脓肿周围常伴有脑水肿。

见图2-23。

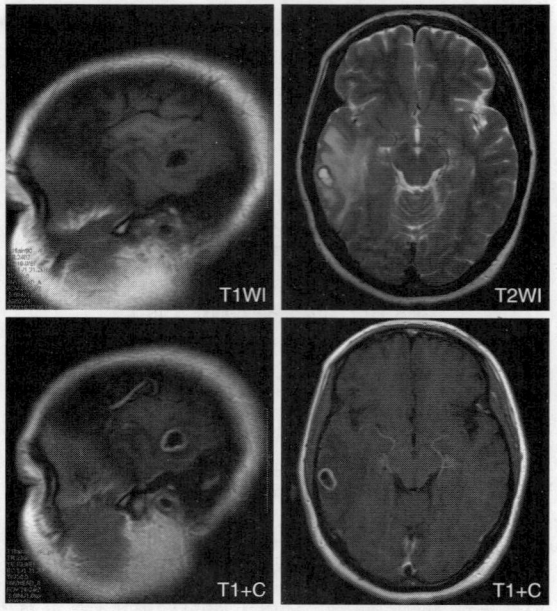

右颞叶结节状T1WI低信号、T2WI高信号，增强扫描呈环状强化，边界较清，周围见较明显水肿

图2-23　脑脓肿

【鉴别诊断】

1. 胶质瘤：MRI增强扫描也可呈环状强化，但

肿瘤外缘不规则，常呈蟹足样改变，肿瘤的强化环多厚薄不均且内壁不规则，也可呈内外缘不规则的花环状强化。

2. 单发脑转移：增强扫描多呈圆环状强化，与周围组织分界清楚；强化环多厚薄不均且内壁不规则而外缘光整，也可呈内外缘均不规则的花环状强化，需结合病史鉴别。

（二）结核性脑膜炎

【诊断与读片要点】

1. 该病是严重的中枢神经系统感染性疾病，主要是由身体其他部位的活动性结核通过血液循环播散而来，好发于儿童及青壮年患者。

2. MRI表现为脑底部脑池形态变窄或消失，T1WI显示等信号或稍高信号，T2WI显示为等信号；脑膜增厚，以颅底部增厚明显，增强扫描脑膜明显强化，以脑底部基底池、侧裂池等强化明显，呈线样、斑片样、结节样或串珠样强化。见图2-24。

3. 病变中、晚期常伴脑积水，为混合性脑积水，以导水管堵塞引起的梗阻性居多。

【鉴别诊断】

1. 细菌性脑膜炎：血性播散是其主要传播途径，MRI主要表现为硬脑膜-蛛网膜强化、全脑膜强化及软脑膜-蛛网膜下隙强化3种类型，较少引起

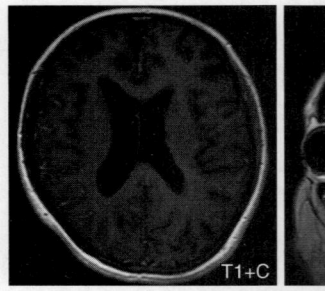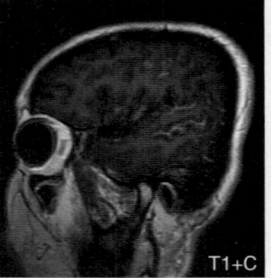

右大脑半球脑回肿胀，脑膜增厚、强化，部分区域呈结节状改变，双侧侧脑室扩大

图2-24 结核性脑膜炎

明显的脑积水。

2. 新型隐球菌性脑膜炎：以累及双侧基底节区及额颞顶叶为主，呈多发斑片状、片状T1低信号、T2高信号，增强扫描病变呈片状强化或无强化，基底池及桥前池出现软脑膜线状强化；中晚期后可出现脑积水，呈轻中度对称性脑室扩张。

（三）脑内结核

【诊断与读片要点】

1. 脑内结核是一种少见的肺外结核，常继发于肺部结核感染，以多发为主，脑膜与脑实质常合并受累，脑内多发于皮髓质交界；分为脑膜炎期、脑炎期和肉芽肿形成期。

2. 典型脑结核瘤T2WI由中心区向外信号依次为低、高、低、高，呈四层靶环征；T1WI亦呈类似多环状表现，只是信号相反，部分呈等信号。

3. T1WI增强扫描，结核瘤结节呈环状强化，肉芽肿内外层呈均匀一体强化。

4. 结核瘤周围常伴发水肿，病灶较大呈串珠状融合时，瘤周水肿更明显。见图2-25。

【鉴别诊断】

1. 胶质瘤：胶质瘤单发多见，囊变区T2WI呈高信号，瘤周水肿重，增强扫描呈花簇样环状增强。

2. 脑脓肿：脓肿中心T2WI为高信号，脓肿壁光滑锐利，增强扫描呈均匀环状强化。

（四）单纯疱疹病毒性脑炎

【诊断与读片要点】

1. 单纯疱疹病毒性脑炎（HSE）简称单疱脑炎，是单纯疱疹病毒引起的脑炎。

2. HSE脑组织受损常见部位为大脑颞叶、边缘叶、额叶眶面，部分患者可侵及岛叶，但壳核不受累及。

3. MRI表现为大脑半球颞叶、岛叶或额叶大片状T1WI低信号、T2WI高信号，边缘模糊，多累及皮层及皮层下白质，多伴出血，严重者出现占位效应，增强扫描为线状或脑回样强化。见图2-26。

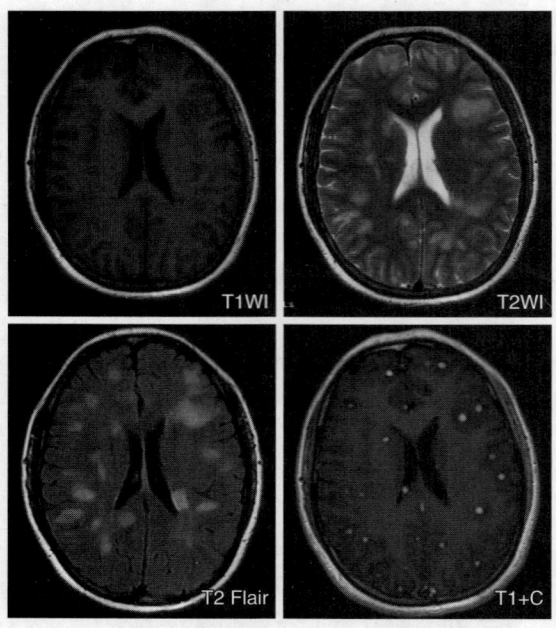

双侧大脑半球多发小结节状T1WI略低信号、T2WI高信号，增强扫描明显强化，周围伴水肿

图2-25 脑内结核

4. 本病侵犯大脑额叶、颞叶皮质区时，与豆状核边界清楚，凸面向外，如刀切样；当侵犯基底核、丘脑、脑干时，患者的主要表现为基底核突

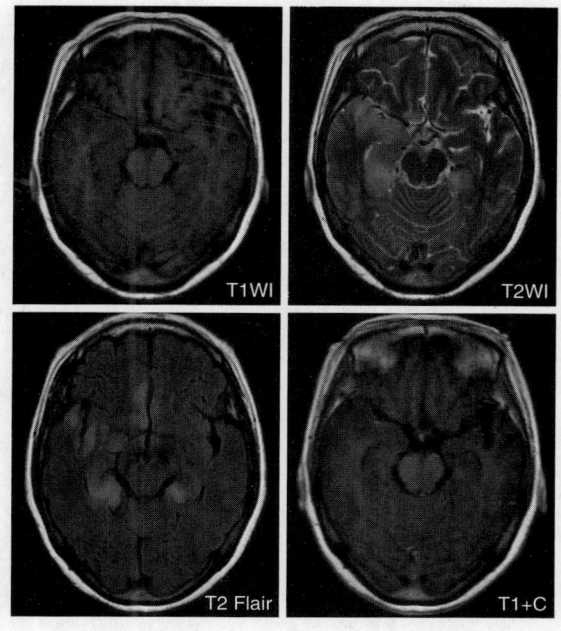

双侧颞叶及额叶片状T1WI低信号、T2WI高信号，边界模糊，右侧颞叶脑肿胀，增强扫描见脑膜强化

图2-26 病毒性脑炎

显征。

5. 病变后期常发生广泛脑软化和继发性进行性脑萎缩性改变。

【鉴别诊断】

1. 巨细胞病毒性脑炎：可见大脑半球白质、小脑、脑干、脊髓多处病损，以脱髓鞘改变为主，一般不出现坏死出血。

2. 急性播散性脑脊髓炎：可发现大脑半球白质、脑干、小脑、脊髓等多处受损，也可于额叶、颞叶发生出血性改变，多累及壳核。

七、颅脑肿瘤

（一）脑膜瘤

【诊断与读片要点】

1. 脑膜瘤是发病率仅次于胶质瘤的颅内原发性肿瘤，好发于中年女性，主要起源于蛛网膜颗粒的内皮细胞和成纤维细胞。

2. 根据细胞形态及组织学特征可分为脑膜细胞型、成纤维细胞型、过渡型、乳头型等。

3. 大部分脑膜瘤在T1WI和T2WI上信号强度均匀，T1为等或略低信号，T2WI为等或略高信号，少数病灶表现为信号不均，增强扫描呈明显强化，可见脑膜尾征。

4. 脑膜瘤附近灰白质受推压内移，局部蛛网膜下腔增宽，肿瘤被移位的脑脊液信号或血管流空信号包绕，构成脑膜瘤的特征性MRI表现。见图2-27。

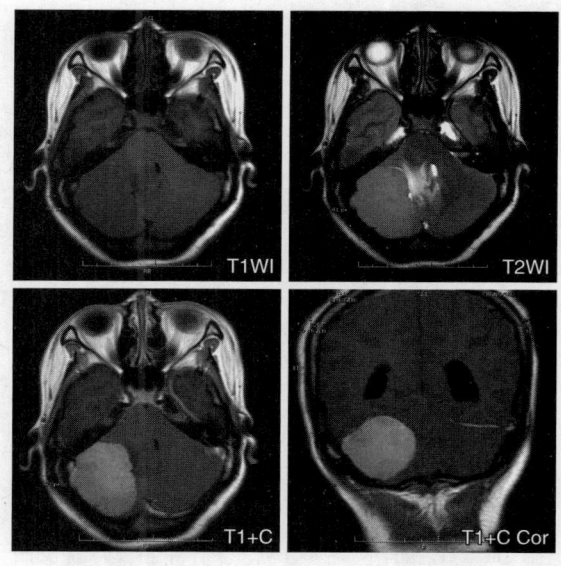

　　右侧颅后窝图片状T1WI略低信号、T2WI略高信号，边界清楚，增强扫描明显强化，邻近脑组织受压移位

图2-27　右侧颅后窝脑膜瘤

【鉴别诊断】

　　1. 垂体瘤：位于鞍内，可向上、向下或两侧包绕海绵窦，可出现典型束腰征，内可有出血、囊变，瘤周骨质受压吸收，肿瘤多表现为轻中度且不均匀的强化。

2. 鞍区动脉瘤：鞍区流空效应不明显或有血栓形成的动脉瘤，由于T2WI呈等信号或高信号而易误诊为脑膜瘤，但动脉瘤一般与载瘤动脉关系密切，强化较脑膜瘤明显，有时可见搏动伪影，无脑膜尾征。

（二）星形胶质细胞瘤

【诊断与读片要点】

1. 星形胶质细胞瘤起源于神经胶质细胞，是最常见的颅内原发肿瘤，约占所有胶质瘤的70%，主要为星形细胞瘤，是儿童脑干最常见肿瘤。

2. WHO将其分为四级：Ⅰ级为良性，Ⅱ级为良恶性过渡性，Ⅲ、Ⅳ级为恶性。

3. Ⅰ级MRI信号多较均匀，占位效应及瘤周水肿较轻，可见囊变，出血罕见，增强扫描大多无强化；Ⅲ、Ⅳ级信号多不均匀，多伴中重度水肿及占位效应，囊变或坏死、出血多见，增强扫描多呈不均匀强化；Ⅱ级介于Ⅰ、Ⅳ级之间，MRI信号多不均匀，可见囊变、出血，增强扫描部分无强化，部分呈不均匀强化。见图2-28。

4. MRS可见Cho峰明显升高，Naa降低，还可以见到Lip和Lac的共振峰，对本病诊断及鉴别诊断有意义。

5. Ⅳ级星形胶质细胞瘤即胶质母细胞瘤，又称

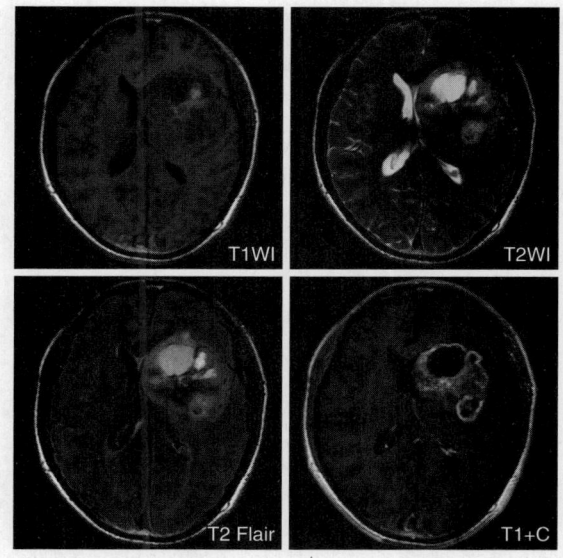

左侧基底节区团片状占位，囊变坏死明显，其内可见T1WI高信号出血，增强扫描实质部分明显强化

图2-28 左基底节区星形细胞瘤

多形性胶质母细胞瘤，主要发生于大脑半球白质，以额叶多见，并常侵入邻近脑叶，如颞叶和顶叶，增强扫描大多数呈不规则、花环状强化。

【鉴别诊断】

1. 脑脓肿：临床有感染症状，MRI可显示为薄壁环状增强，脓肿壁厚薄常较均匀一致。

2. 恶性脑膜瘤：起源于大脑凸面者可向脑内浸润，瘤周水肿明显，瘤内可见坏死、囊变、出血，有时难与胶质母细胞瘤区别，但恶性脑膜瘤多伴颅骨改变及脑外肿瘤征象，如宽基底与硬膜相连及脑膜尾征的出现。

（三）少突胶质细胞瘤

【诊断与读片要点】

1. 起源于少突胶质细胞，好发于大脑半球皮层下白质，以额叶最常见，好发于30～40岁。

2. 病灶可呈斑片状，形态多不规则，均累及皮层下及皮层，边界多不清，邻近皮质可增厚。

3. MRI上病灶体积一般较大，占位效应多明显，但瘤周水肿多呈轻度水肿或无水肿。实质呈稍长T1、长T2信号，内多伴坏死、囊变信号；增强扫描多呈轻度不均匀强化；囊性病灶多伴一侧囊壁不均匀增厚。

4. 肿瘤多发生钙化，其钙化率高达78.6%，多呈条索状、团块状低信号，且多位于病灶周缘。见图2-29。

【鉴别诊断】

1. 胚胎发育不良神经上皮肿瘤：好发于儿童及青少年，MRI上病灶常位于皮层，边界清楚，灶周

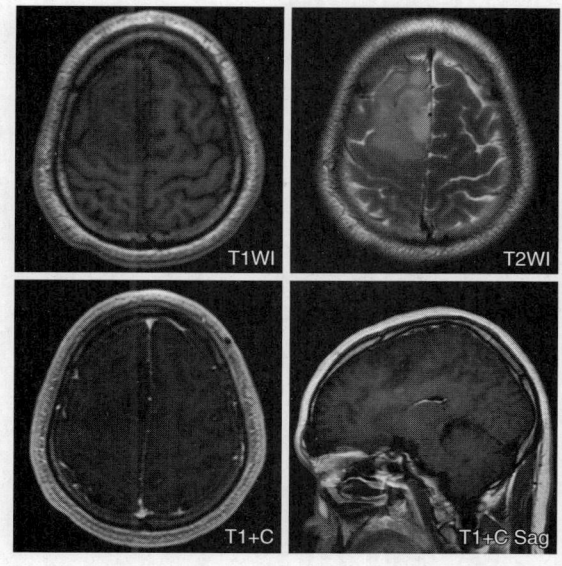

右侧额叶片状T1WI低信号、T2WI高信号，边界不清，增强扫描斑片状轻度强化

图2-29　右额叶少突胶质细胞瘤

无水肿，瘤内多发微囊及瘤内分隔是该肿瘤的特征性表现。

2. 神经节神经胶质瘤：多见于儿童及青年，病灶以实性为主，囊变较少，实质部分有明显强化。

（四）室管膜瘤

【诊断与读片要点】

1. 室管膜瘤是一类起源于脑室壁、脊髓中央管室管膜上皮或脑室周围室管膜巢的肿瘤，约占颅内肿瘤的2%～9%。

2. 好发于儿童、青少年，好发于四脑室。

3. T1WI上呈低信号或等信号，T2WI上呈等信号或高信号，增强扫描大多数室管膜瘤表现为显著性强化；肿瘤一般为囊实性肿块，瘤内出血并不多见。

4. 可塑性生长是室管膜瘤特征之一，发生于四脑室的室管膜瘤常沿着正中孔或侧孔蔓延至延髓背侧面和桥小脑角区。见图2-30。

5. 四脑室室管膜瘤常易造成轻中度脑积水。

【鉴别诊断】

1. 毛细胞型星形细胞瘤：发病高峰年龄在10岁前，典型表现是大囊伴附壁结节，少数可表现为完全囊变或完全实变；T1WI信号不等，T2WI常呈高信号，增强扫描附壁结节呈均匀强化，囊壁可强化或不强化。

2. 髓母细胞瘤：病灶与脑干之间可见弧形脑脊液信号，瘤体边界清楚，无浇注现象，瘤内出血、钙化及坏死少见，瘤体信号均匀，T1WI呈等信号或低信号、T2WI呈高信号，增强扫描多呈均匀显著强化。

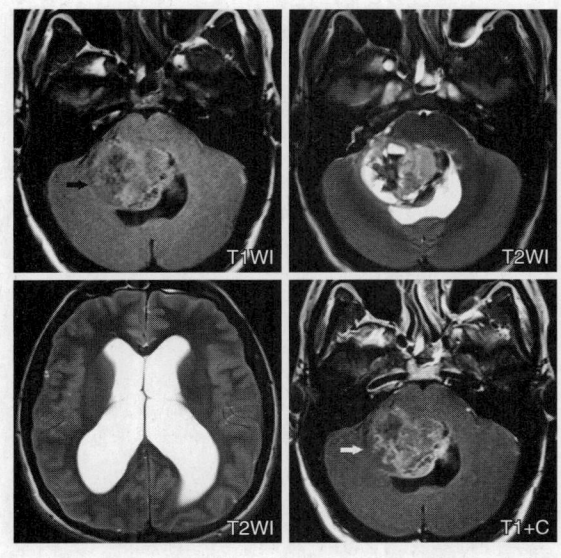

四脑室内混杂信号占位,囊变坏死明显,增强扫描明显强化,脑室系统积水

图2-30 四脑室室管膜瘤伴梗阻性脑积水

(五)髓母细胞瘤

【诊断与读片要点】

1. 髓母细胞瘤是儿童后颅窝常见的原发性脑肿瘤,大多数起源于四脑室顶后髓帆神经上皮细胞的残余,是常见的恶性程度高且预后较差的胚胎性

肿瘤。

2. 多发于儿童，位于小脑蚓部，也可见于四脑室、小脑半球、桥小脑角区。

3. MRI表现为后颅窝中线部位边界清楚占位，T1WI低信号，T2WI稍高信号，增强扫描呈明显均匀强化，信号均匀，少见出血、钙化、囊变、坏死，周围水肿程度轻，四脑室呈裂隙样变窄，位于肿块前方。见图2-31。

4. 常引起阻塞性脑积水。肿瘤可经脑脊液播散、种植转移。

【鉴别诊断】

1. 毛细胞星形细胞瘤：多为囊性，实质部分明显强化。

2. 小脑发育不良性节细胞胶质瘤：多位于小脑半球，T1WI、T2WI呈高低不等信号相间，无占位效应及水肿带，增强扫描无强化。

（六）血管母细胞瘤

【诊断与读片要点】

1. 血管母细胞瘤又称血管网状细胞瘤，为真性血管性肿瘤，属于良性肿瘤，好发于中青年人，病理上肿瘤起源于血管内皮细胞。

2. MRI上大囊小结节型为最常见典型表现，囊腔张力高，境界清楚，边缘光整，壁结节小，附于

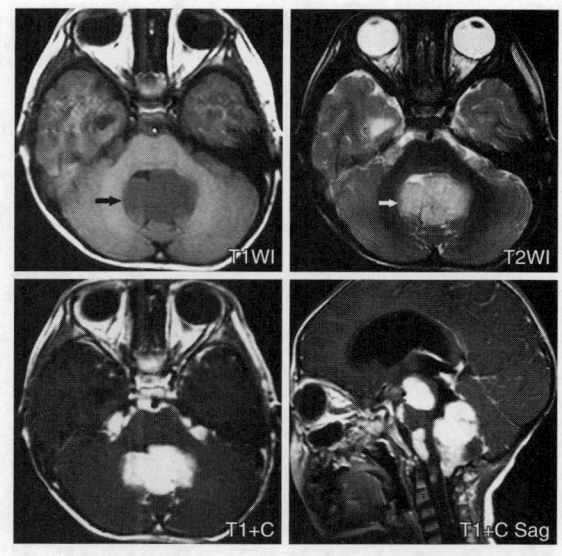

　　四脑室区团块状T1WI低信号、T2WI高信号，边界清楚，增强扫描明显强化，可见沿脑脊液播散病灶

图2-31　髓母细胞瘤伴脑脊液播散种植

　　一侧囊壁，壁结节内及瘤周可见异常血管流空影；囊液呈长T1、长T2信号，而壁结节呈T1WI等信号或稍低信号，T2WI多被囊液信号掩盖，显示不清；增强扫描壁结节明显强化，囊液、囊壁不强化，瘤周多无明显水肿。

3. 实质型表现为血供丰富，瘤内与瘤周可见大量血管流空影，增强扫描呈显著不均质强化。单纯囊型少见。见图2-32。

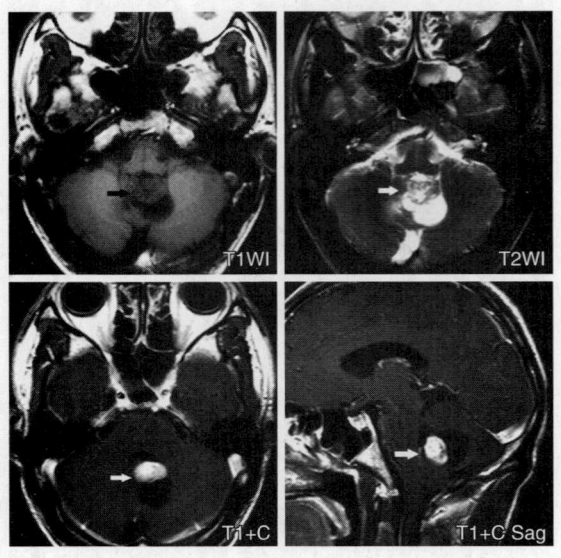

左侧小脑半球区囊性T1WI低信号、T2WI高信号，内见小结节状软组织影，增强扫描结节明显强化

图2-32 左侧小脑半球血管母细胞瘤

【鉴别诊断】

1. 囊性胶质瘤：囊液呈长T1、长T2信号，壁

结节较大，基底宽，多不规则，结节内及周围无血管流空信号，增强扫描时壁结节强化程度不及血管母细胞瘤明显，多发于儿童。

2. 小脑单纯囊肿：囊液与脑脊液信号相似，瘤周无血管流空信号，不强化。

（七）淋巴瘤

【诊断与读片要点】

1. 颅内淋巴瘤分为原发性和继发性两类，前者比较少见，后者实际上是全身淋巴瘤的颅内侵犯。

2. 淋巴瘤可发生于中枢神经系统的任何部位，幕上多见，单发或多发，多位于脑表面，易侵犯软脑膜并可在蛛网膜下腔播散，其次易累及深部脑组织、白质通路血管周围，易沿血管周围间隙向脑实质浸润性生长。

3. 原发性颅内淋巴瘤MRI表现有一定特征性：T1WI呈低信号，T2WI呈高信号，部分呈等信号，DWI为高信号，不论单发还是多发病灶，其占位效应及瘤周水肿均较轻；单发肿瘤往往可长得很大，但很少发生钙化、出血、坏死及囊变，增强扫描呈团块状或握拳状明显强化；肿瘤常侵犯室管膜及软脑膜，可见脑膜尾征。见图2-33。

【鉴别诊断】

1. 转移瘤：病灶瘤体小，瘤周水肿大，占位效

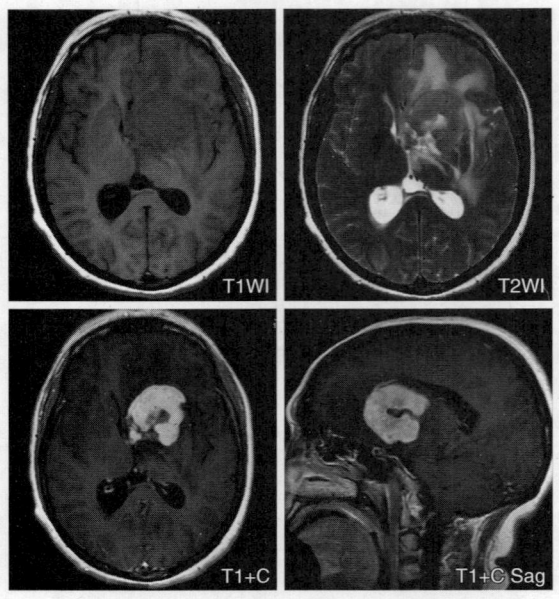

左侧基底节区占位，T1WI呈较低信号，T2WI呈稍高信号，增强扫描明显强化，周围水肿明显

图2-33 脑淋巴瘤

应显著，多发生在皮髓质交界区，增强扫描病灶呈多种形态强化表现。

2. 脑膜瘤：多位于脑表面邻近脑膜部位，以广基底与脑膜相连，呈等T1、等T2信号，强化明显，常有脑膜尾征，邻近颅骨增厚。

（八）垂体瘤

【诊断与读片要点】

1. 垂体瘤是颅内最为常见的肿瘤之一，占颅内肿瘤的10%～15%，发病高峰期在30～60岁。

2. 按肿瘤大小可分为垂体大腺瘤（＞10 mm）和微腺瘤（4～10 mm）。

3. 垂体大腺瘤一般呈圆形或椭圆形，质地均匀，T1WI多呈等信号或低信号，T2WI呈较高信号，少数可在T1WI、T2WI上均呈等信号；较大病灶可呈分叶状或不规则状，可有囊变、出血，钙化少见；大腺瘤因为瘤体大，正常垂体组织及垂体柄多受压，难以显示；肿瘤向上穿破鞍隔进入鞍上池，可累及视交叉及下丘脑，并见束腰征；向两侧可侵犯海绵窦，推压颈内动脉，甚至产生包裹；蝶鞍可扩大，鞍背、鞍结节骨质可受破坏。

4. 典型的微腺瘤MRI表现为T1WI低信号、T2WI高信号；其形态改变以垂体的不对称膨隆及垂体柄移位为主；动态增强扫描示病灶缓慢延迟强化。见图2-34。

5. 侵袭性垂体瘤是指瘤细胞侵犯周围正常组织结构并引起相应破坏，瘤体越大，侵犯范围越广。

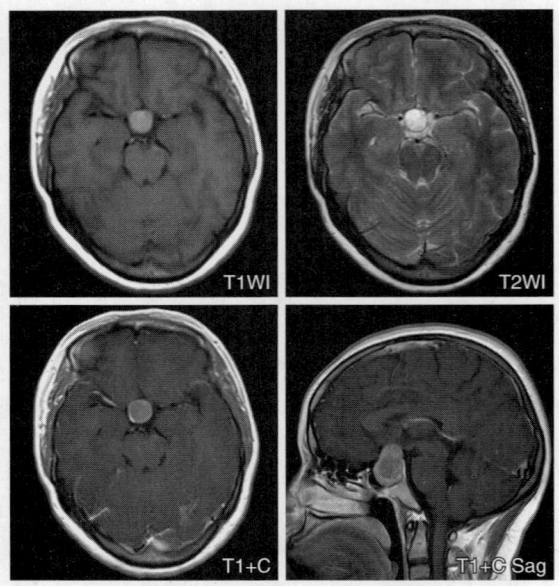

鞍区结节状T1WI略高信号、T2WI高信号，形态规则，边界清楚，增强扫描中度强化，视交叉受压上抬

图2-34　垂体大腺瘤

【鉴别诊断】

1. 颅咽管瘤：鞍上囊实性肿块，边界较清，其内信号混杂，常见钙化，正常垂体受压向下移位。

2. 脊索瘤：可见蝶枕联合区骨质破坏及不规则

软组织肿块形成，呈长T1、长T2信号，信号不均，增强扫描多呈中等网格状强化，部分瘤内可见散在钙化，瘤体较大者可累及蝶鞍，但可发现正常受压移位的垂体组织。

（九）颅咽管瘤

【诊断与读片要点】

1. 颅咽管瘤来源于胚胎期Rathke囊的鳞状上皮残余细胞，为良性肿瘤（WHO Ⅰ级），占颅内肿瘤的2%～4%。

2. 根据与鞍隔的关系可将颅咽管瘤分为鞍内型、鞍上型和鞍内鞍上型；发病高峰年龄有两个：5～10岁、40～60岁。

3. 根据肿瘤内部成分的不同可分为囊性、囊实性和实性。MRI表现上囊性又可分为单囊性和多囊性，囊实性常为囊性部分在上方而实性部分在下方。

4. 囊液信号复杂，可呈T1WI、T2WI均高或均低信号，也可呈T1WI低信号、T2WI高信号；实性病灶多呈T1WI等信号、T2WI高信号；增强扫描囊壁或实性部分可显著强化。见图2-35。

5. 颅咽管瘤典型的瘤内蛋壳样或斑块状钙化，在MRI上显示为无信号，敏感性不如CT。

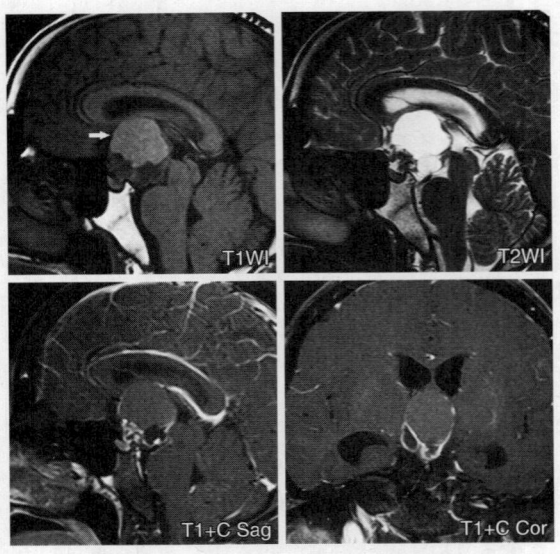

鞍区囊实性占位，T1WI及T2WI均呈高低混杂信号，形态不规则，边界清楚，增强扫描实质部分明显强化

图2-35 鞍区颅咽管瘤

【鉴别诊断】

1. 垂体瘤：多位于鞍内，蝶鞍扩大，鞍底下陷，肿瘤包绕颈内动脉，海绵窦受侵犯，钙化少见。

2. 鞍区动脉瘤：典型者见流空效应，增强扫描动脉瘤强化程度与血管一致。

3. 鞍上脑膜瘤：肿瘤与硬脑膜广基底连接，多为T1WI等信号、T2WI高信号，增强扫描呈明显均匀强化，可见脑膜尾征；脑膜瘤长轴极少向后倾斜。

（十）脊索瘤

【诊断与读片要点】

1. 脊索瘤是起源于脊索胚胎性残留组织的先天性肿瘤，具有局部侵犯性，易侵犯颅底、骶尾骨质和颅神经，任何年龄均可发病，其发病高峰年龄为20～50岁。

2. 颅底脊索瘤占颅内肿瘤的0.2%，多集中于斜坡和鞍区，并有向两侧发展的趋势。

3. MRI表现为颅底区不规则软组织块影，圆形、类圆形或不规则分叶状，边界清晰；T1WI呈不均匀等信号或低信号，T2WI呈不均匀高信号，广泛浸润者由于多并有出血、囊变、骨结构破坏及钙化，表现为弥漫混杂信号；增强扫描病灶可呈显著不均匀强化，常可见到蜂窝样强化，并可见较大的囊样非强化区；延迟缓慢持续强化为其特征性改变。见图2-36。

4. 病变可侵犯基底池、鼻旁窦、鼻咽腔并破坏骨质，累及岩骨、颈静脉孔和枕骨大孔等。

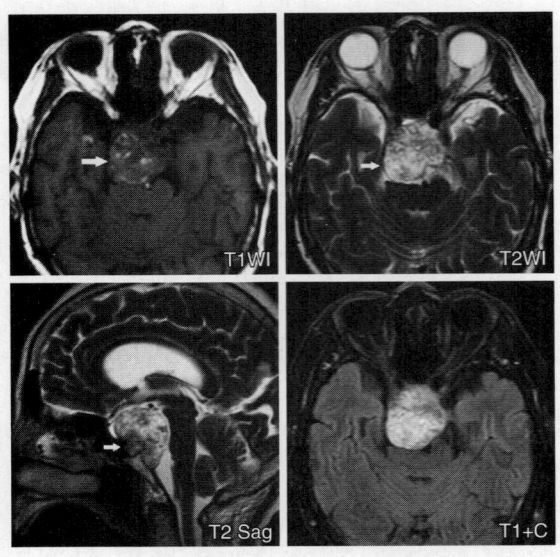

斜坡骨质破坏伴软组织肿块形成，T1WI及T2WI均呈高低混杂信号，边界清楚，增强扫描明显、不均匀强化

图2-36　斜坡脊索瘤

【鉴别诊断】

1. 颅咽管瘤：好发于儿童，易囊变，囊壁可见蛋壳样钙化，极少见到骨质侵蚀破坏。

2. 垂体瘤：多起自鞍内，蝶鞍呈气球样膨大，瘤体境界清晰，可为实性或囊性，极少见钙化。

3. 脑膜瘤：一般边界锐利，多以宽基底与颅骨相邻，信号均匀，T2WI呈等信号或稍高信号，很少引起骨质广泛破坏，多为骨质增生性改变，增强扫描呈明显均匀强化。

（十一）皮样囊肿
【诊断与读片要点】

1. 皮样囊肿为胚胎发育时期遗留在组织中的上皮发展形成的囊肿，由皮肤及皮肤附属器（如汗腺、毛囊等）组成，囊腔内有脱落的皮脂腺、上皮细胞、毛发和汗腺等结构。

2. 颅内皮样囊肿好发于中线及中线旁，最常见于前、后颅窝及鞍旁，也可见于颅缝及脑室内。

3. MRI表现为类圆形或不规则形囊性占位，T1WI呈不均匀稍低信号或等信号或高信号，T2WI为明显高信号，增强扫描无明显强化；囊壁较厚，边界清楚，部分囊壁可有钙化；当合并感染时囊壁模糊，并可见不规则点条状强化。见图2-37。

【鉴别诊断】

1. 表皮样囊肿：常见于脑桥小脑三角区或鞍区，表现为椭圆形或不规则形，壁薄；信号近似于脑脊液，常向邻近蛛网膜下腔蔓延生长，有"见缝就钻"的特点。

2. 畸胎瘤：常见于三脑室后及鞍上，病灶可见

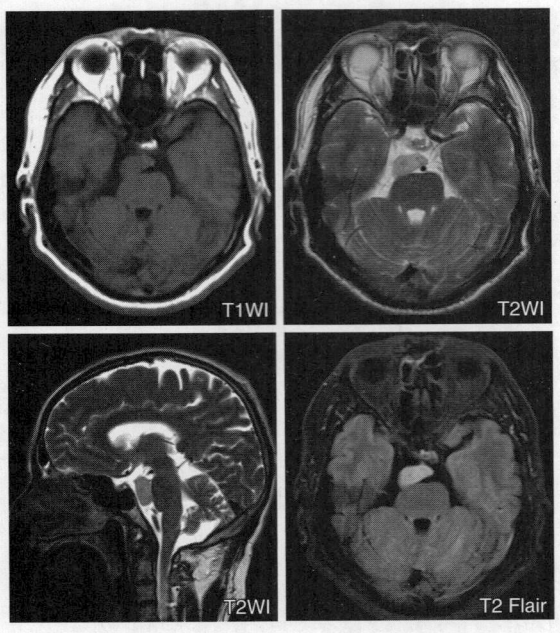

　　桥前池椭圆形囊性占位，T1WI呈等信号、稍高信号，T2WI呈高信号

图2-37　皮样囊肿

脂肪、软组织和钙化信号，表现为混杂信号，增强扫描见不规则强化。

　　3. 脂肪瘤：常位于中线、胼胝体区、四叠体和小脑上蚓部，常单发，信号均匀，可有瘤壁钙化，常合并胼胝体发育不良。

（十二）听神经瘤

【诊断与读片要点】

1. 听神经瘤是颅神经瘤中最常见的一种，占小脑、脑桥肿瘤的80%，一般起源于听神经的前庭部分的神经鞘，绝大多数为神经鞘瘤。

2. MRI表现为听神经增粗或出现结节并明显强化，病灶较大者延伸到脑桥小脑三角区形成肿块，此为听神经瘤特征性表现。

3. 病灶可为囊实性，呈T1等信号或低信号、T2等信号或高信号，实性肿瘤呈T1低信号或稍低信号、T2高信号或稍高信号，位于内听道的结节多呈等信号。增强扫描囊实性病灶呈不均匀强化，囊性部分多为环状强化，中央无强化或不均匀强化；实性肿瘤多为均匀性强化。见图2-38。

【鉴别诊断】

1. 脑膜瘤：肿瘤T1、T2信号均呈脑皮质等信号，宽基底，增强扫描明显强化且见脑膜尾征。

2. 三叉神经瘤：跨越中、后颅窝呈哑铃状，压迫岩骨尖可使其呈刀割样缺失，T1WI上正常岩骨尖高信号消失。

3. 表皮样囊肿：匍匐生长，形态不规则，常

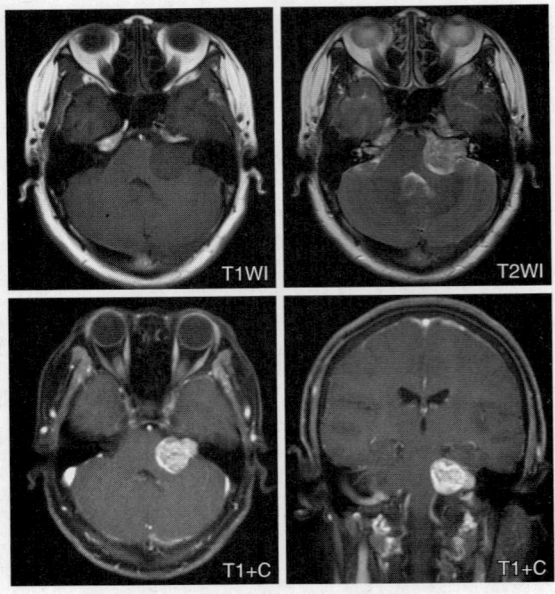

　　左侧桥小脑角区结节状占位，T1WI略低信号、T2WI高信号肿块影，增强扫描明显强化，左侧小脑半球受压，左侧内听道扩大

图2-38　左侧听神经瘤

沿脑池脑裂延伸，占位征无或轻，T1WI呈低信号，T2WI呈高信号，增强扫描无明显强化。

（十三）三叉神经瘤

【诊断与读片要点】

1. 三叉神经瘤起源于三叉神经节或神经根，占颅内肿瘤的0.2%～0.45%，在颅神经肿瘤中占4%～6%，仅次于听神经瘤，可分为颅中窝型、颅后窝型、跨颅窝型。

2. MRI上肿瘤呈T1WI低信号、混杂信号，T2WI高信号，增强扫描呈明显强化，边缘光滑，周围无水肿。颅中窝型多起于三叉神经节向硬膜外生长，表现为肿瘤位于鞍旁颅中窝底及鞍上池旁，呈圆形、不规则形，鞍上池受压缺损；颅后窝型位于岩骨尖前方及脑桥小脑三角，呈圆形或椭圆形、不规则形，脑干受压及四脑室受压移位，幕上脑室有时扩大积水；跨颅窝型位于岩骨尖前方，部分在颅中窝及后颅窝，形态呈哑铃或花生状，肿瘤边缘较清晰，邻近鞍上池受压充盈缺损，脑干受压四脑室变形移位。见图2-39。

【鉴别诊断】

1. 脑膜瘤：T1WI呈等信号，T2WI呈等信号或稍高信号；病灶边界清晰，常可见到包膜，邻近骨质增生，增强扫描可见特征性的脑膜尾征表现。

2. 听神经瘤：肿瘤信号与三叉神经瘤相仿，但肿瘤主体与听神经相连，内听道有骨质吸收和

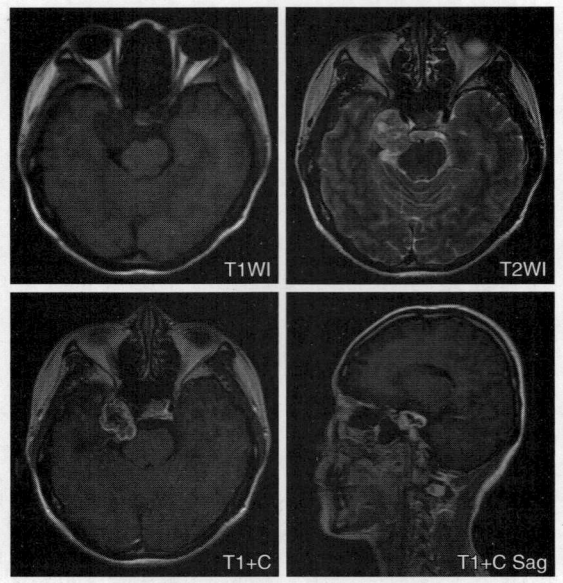

右侧鞍旁占位，跨越中、后颅窝生长，呈T1WI低信号、T2WI高信号，边界清楚，增强扫描明显、不均匀强化

图2-39　右侧三叉神经瘤

扩大。

　　3. 胆脂瘤：形态不规则，常沿邻近脑池生长、蔓延，T1WI呈低信号，T2WI呈高信号，比三叉神经瘤信号更高，囊壁和囊内可有钙化，增强扫描无

强化。

（十四）颅内转移瘤

【诊断与读片要点】

1. 颅脑是全身恶性肿瘤最常见的转移部位之一，约25%的肿瘤病人有脑转移，其转移途径有血行转移、淋巴转移和直接侵犯，以血行转移最常见。

2. 颅内转移瘤大多发生在幕上大脑半球，以额叶最多见，常为多发，大小不一，大的肿瘤中心常发生坏死液化，少数可发生出血。

3. MRI表现为T1WI呈低信号，T2WI呈高信号，增强扫描呈环形、团块状、结节状强化，以环形强化最常见，环壁厚薄不均，内壁凹凸不平，可见壁结节明显强化，病灶中心未见强化。

4. 病灶周围水肿是颅内转移瘤最常见的继发表现，广泛性瘤周水肿并小的强化结节是颅内转移瘤的特征。见图2-40。

【鉴别诊断】

1. 脑脓肿：有感染病史，病灶多呈规则圆形或卵圆形，内外壁较光滑，壁厚薄均匀，内可见分隔，周围可见晕环征。

2. 血管母细胞瘤：中青年女性常见，多见于幕下小脑半球，大囊小结节，增强扫描结节明显强

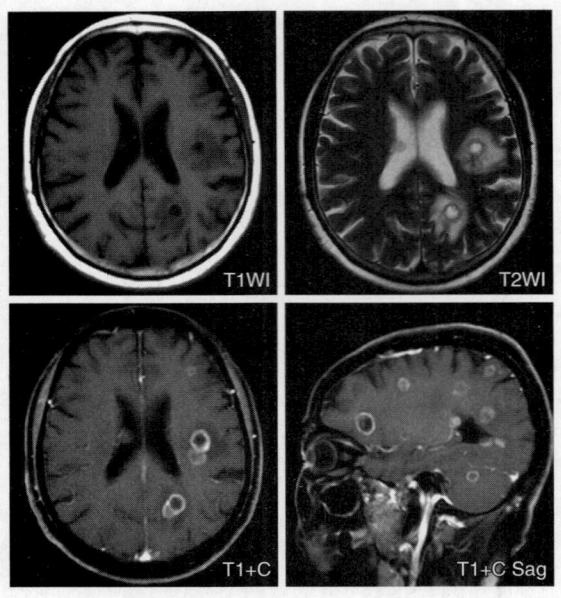

颅内多发结节状T1WI低信号、T2WI高信号，中心可见坏死，增强扫描呈环状强化，周围水肿明显

图2-40　颅内转移瘤

化，瘤旁水肿无至轻度，T2WI可见瘤周血管流空信号。

3. 脑囊虫病：囊虫头节是囊虫病特征之一，增强扫描见环形强化，环壁厚薄均匀。

82

（十五）胶质母细胞瘤

【诊断与读片要点】

1. 胶质母细胞瘤又称为多形性胶质母细胞瘤或成胶质细胞瘤，是成人常见的恶性程度最高的星形细胞瘤（WHO Ⅳ级），约占神经上皮性肿瘤的22.3%，占颅内肿瘤的10.2%。

2. 发病年龄多较大，65~75岁是一个高峰，成人好发于额叶，儿童好发于脑干，多为单发。

3. 病灶以长T1、长T2信号为主，瘤内可见囊变坏死区，呈更长T1、更长T2信号；少数病灶内出血。增强扫描实性部分明显强化，呈内缘不规则、厚薄不均的环状强化或花环样强化，可见壁结节。

4. 肿瘤体积较大，形态多不规则，常侵及邻近脑叶，额叶肿瘤通过胼胝体等中线结构长到对侧大脑半球，形成典型的蝴蝶征或珊瑚征，颞叶肿瘤常累及基底节及丘脑；瘤周均有不同程度水肿，邻近脑室受压变形，中线结构移位。见图2-41。

【鉴别诊断】

1. 脑脓肿：多呈圆形，增强扫描呈环形强化，壁薄且较规则。

2. 脑转移瘤：病灶多发，多分布于皮髓质交界区，增强扫描呈结节状、环形强化。

3. 淋巴瘤：好发于脑室周围白质、皮质，较少

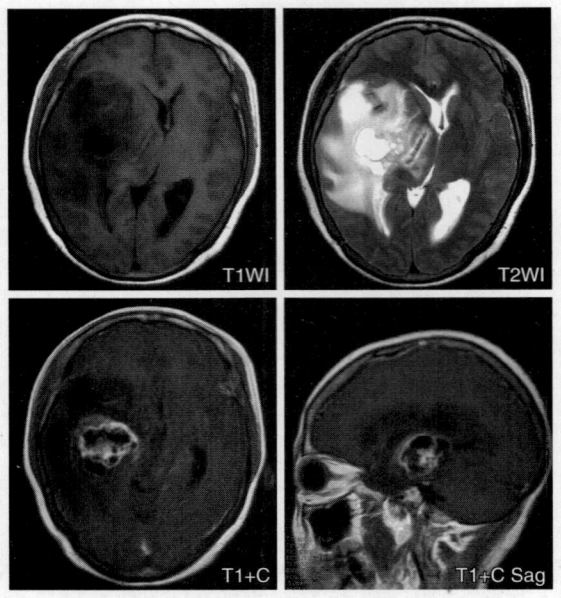

右侧颞叶团片状T1WI低信号、T2WI高信号，囊变坏死明显，增强扫描实性部分明显强化，周围水肿明显，右侧侧脑室受压，中线偏移

图2-41 右颞叶胶质母细胞瘤

累及皮髓质交界区，多有软脑膜受累，MRI表现为T1WI等信号或低信号、T2WI等信号或稍高信号，水肿较轻，出血、坏死、囊变少，增强扫描呈均匀

强化或环状强化改变。

（十六）中枢神经细胞瘤

【诊断与读片要点】

1. 中枢神经细胞瘤（CNC）是一种少见的中枢神经系统肿瘤，好发于青年人，占原发性中枢神经系统肿瘤的0.25%～0.5%（WHO Ⅱ级），分脑室内型和脑室外型。

2. 典型发病位置靠近Monro孔，主要见于侧脑室前2/3部，多邻近或来源于透明隔。

3. CNC多数较大，呈不规则形，实性部分T1WI呈等信号或稍低信号，囊变部分呈长T1长T2信号，病灶较大时病灶囊变更为明显。病灶周边多发囊变、等信号条索状结构，形成丝瓜瓢状的改变为CNC特征性的MRI表现。见图2-42。

4. CNC血供较丰富，部分病灶可见到蛇状或匍行性流空信号，增强扫描血管影明显强化，部分与邻近脉络丛血管相连，提示脉络丛可能对肿瘤有供血。

【鉴别诊断】

1. 室管膜瘤：儿童多位于四脑室，成人多位于侧脑室三角区，常与侧脑室壁广基相连，边界清楚，常有出血和囊变，中心性坏死常见。

2. 脑室内脑膜瘤：以中年妇女多见，基本都

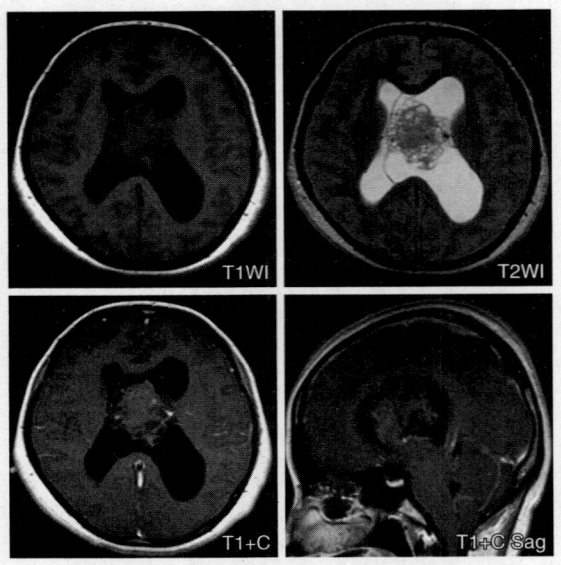

双侧侧脑室体部、透明隔区团片状（丝瓜瓤状）T1WI略低信号、T2WI略高信号，形态不规则，边界较清，增强扫描不均匀强化

图2-42 中枢神经细胞瘤

位于侧脑室三角区，形态规则，边缘光滑，信号均匀，增强扫描强化明显。

3. 室管膜下巨细胞瘤：儿童发病，发生部位邻近Monro孔，常为实体性，边缘光整，囊变少见，表现为境界清楚的均质肿块，增强扫描显著强化。

（十七）血管外皮瘤

【诊断与读片要点】

1. 颅内血管外皮瘤又称血管周细胞瘤（HPC），是一种罕见的中枢神经系统肿瘤，属于间质性病变，颅内发病率较低，不到颅内肿瘤的1%。

2. HPC为颅内脑外肿瘤，发生部位与脑膜瘤相同，多位于大脑凸面，脑外间隙多见。

3. 肿瘤一般体积较大，形态不规则，边缘分叶，外缘以窄基底相连于硬脑膜，内缘紧贴脑皮质缘，占位效应明显，脑实质塌陷，侧脑室及脑池受压变窄，相邻脑沟变浅。

4. 肿瘤MRI信号多样，其内信号不均匀，T1WI呈等、低混杂信号，T2WI呈等、高、低混杂信号，因血管外皮瘤中血管丰富，故MRI可见粗大迂曲血管流空信号，亦见肿瘤内局部液化坏死区，增强扫描肿瘤实性部分呈明显强化，液化坏死区无强化。脑膜尾征及邻近颅骨骨质破坏少见。见图2-43。

【鉴别诊断】

1. 脑膜瘤：中老年女性多见，多为类圆形，边缘光整清楚，信号均匀，坏死少见，瘤内常见钙化，边缘分叶少见，常以宽基底与硬脑膜相连，脑

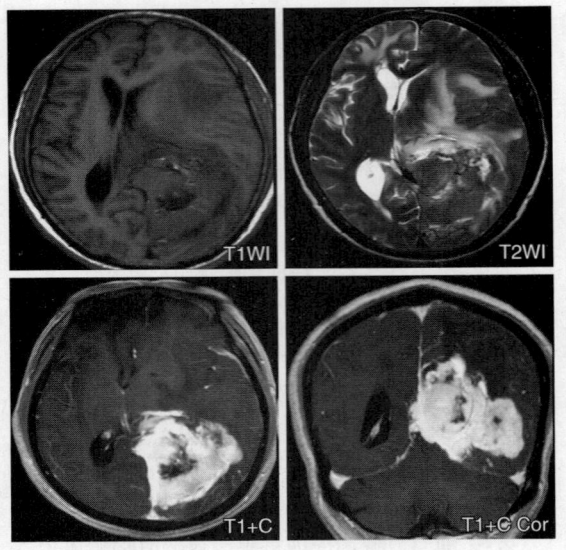

左侧枕部大脑镰旁混杂信号肿块影，形态不规则，边界不清，增强扫描明显、不均匀强化

图2-43 血管外皮细胞瘤

膜尾征常见，邻近颅骨骨质增生硬化常见。

2. 血管母细胞瘤：多发生于年轻人，以小脑多见，典型表现为大囊型，呈印戒征；实性血管母细胞瘤可见血管流空信号，肿块可出现囊变、坏死，周围水肿通常不明显，增强扫描实质部分明显

强化。

3. 胶质瘤：高级别胶质瘤增强扫描不均匀性明显强化，其囊变部分较多，瘤周水肿一般较明显，与脑膜无明显关系。

八、椎管内肿瘤

（一）神经鞘瘤
【诊断与读片要点】

1. 神经鞘瘤起源于神经鞘膜的施万细胞，是椎管内最常见的髓外硬膜下肿瘤，占所有椎管肿瘤的29%。

2. 可发生于椎管内各个节段，并延及硬膜内外生长，呈哑铃状，瘤内囊变、坏死多见，MRI平扫一般为T1WI等信号、低信号，T2WI混杂信号居多。增强扫描不均匀强化及环形强化，液化、坏死区不强化。

3. 肿瘤与硬膜面相交呈锐角，与脊髓接触面分界清楚，肿瘤邻近上、下蛛网膜下腔增宽而对侧变窄，脊髓受压并向对侧移位。见图2-44。

【鉴别诊断】

1. 脊膜瘤：女性多见，常呈宽基底与硬脊膜相连，增强扫描见脊膜尾征。

2. 神经纤维瘤：表现为T1WI低信号、T2WI较

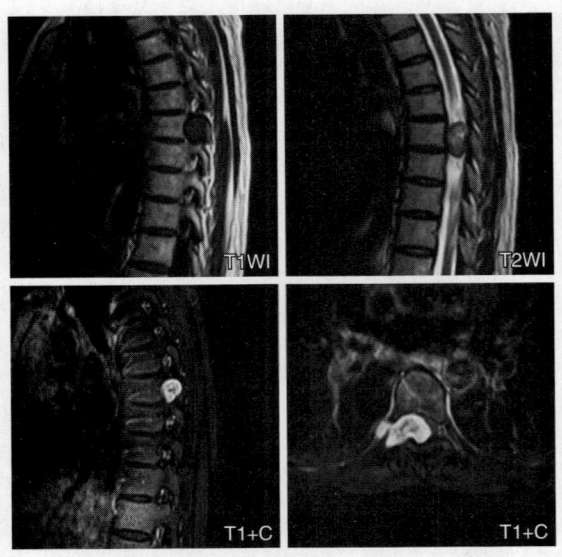

椎管内、髓外硬膜下结节状T1WI低信号、T2WI高信号，内见少许囊变，边界清楚，增强扫描实性成分明显强化，邻近椎间孔扩大

图2-44 神经鞘瘤

高信号，囊变少见，增强扫描较均匀强化。

3. 椎管内转移瘤：椎管内转移瘤多发生于硬膜外，常合并椎体及附件骨质破坏，椎体轮廓不清。

（二）脊膜瘤

【诊断与读片要点】

1. 脊膜瘤是椎管内常见肿瘤之一，主要起源于蛛网膜细胞和间质，也可起源于硬脊膜的间质，绝大多数位于髓外硬膜下，少数位于硬膜外间隙。

2. 好发于女性，主要位于脊椎上中胸段，颈段次之，腰以下罕见。

3. 肿瘤呈扁丘状或椭圆形，纵径大于横径，边界清晰；T1WI等信号，T2WI高信号，增强扫描呈轻度或明显均匀强化，可见硬脊膜尾征。病灶邻近上、下蛛网膜下腔增宽而对侧变窄，脊髓受压呈半月形或弧形向对侧移位。见图2-45。

【鉴别诊断】

1. 神经鞘瘤：多呈孤立结节状，常发生囊变，很少出血，一般不伴有钙化；肿瘤累及硬膜内、外，呈典型的哑铃状。

2. 室管膜瘤：腰段、马尾区常见，囊实性改变，无邻近脊膜增厚及脊膜尾征。

（三）胶质细胞瘤

【诊断与读片要点】

1. 胶质细胞瘤为常见的髓内肿瘤，约占髓内肿瘤的30%，男性发病率略高。星形细胞瘤为胶质细胞瘤中最常见的一类。

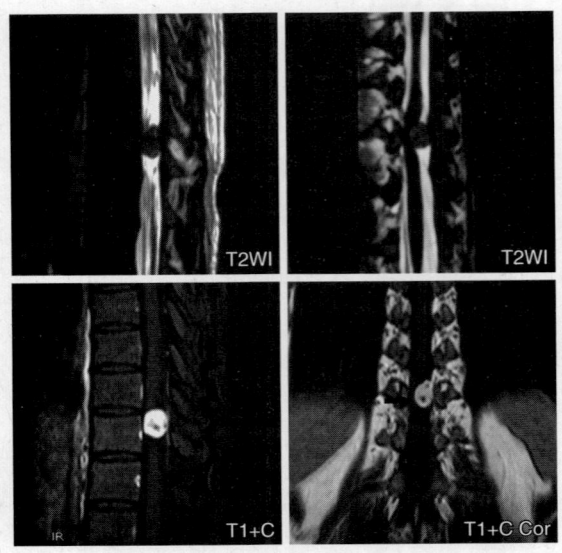

椎管内、髓外硬膜下结节状T2WI等信号，形态规则，边界清楚，增强扫描明显强化，见硬脊膜尾征

图2-45　脊膜瘤

2. 脊髓星形细胞瘤起源于脊髓星形细胞，以颈髓或胸髓常见，呈浸润性生长，与周围组织界限不清，少数肿瘤可累及全脊髓，继发囊变、空洞常见。

3. 星形细胞瘤信号强度因分化程度而异，T1WI大部分为低信号，T2WI为高信号，信号强度不均，多数肿瘤边界不清，肿瘤在轴位图像上常显示为偏心性生长，增强扫描多为斑片状强化，亦可呈结节状、条索状、条状、多灶性不规则强化或不强化。

4. 肿瘤上下端可出现脊髓空洞，呈长T1、长T2信号改变，边缘清晰。见图2-46。

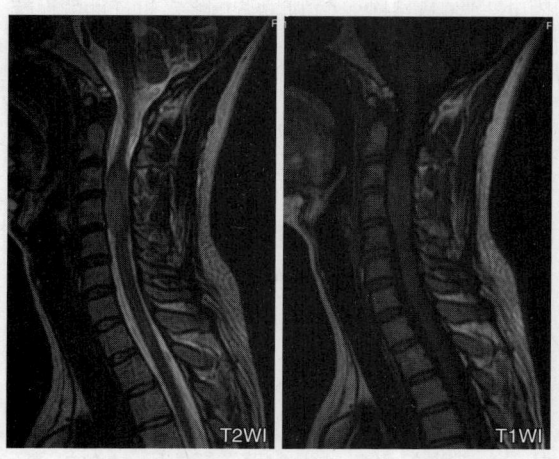

第3、4颈椎节段颈髓增粗，其内见梭形T1WI等信号、T2WI略高信号，边界不清

图2-46　胶质细胞瘤

【鉴别诊断】

1. 脊髓室管膜瘤：多呈中心性生长，增强扫

描可见肿瘤多呈结节状或团块状，边界清楚；而星形细胞瘤多为偏心性生长，肿瘤常呈散在斑片状强化，边界多不清楚。

2. 单发的脊髓成血管细胞瘤：分为大囊小结节型和实质性肿块型，增强扫描壁结节及实质性肿块均呈非常明显强化，在肿瘤背侧多可见迂曲的血管流空信号。

（四）室管膜瘤

【诊断与读片要点】

1. 室管膜瘤是最常见的髓内肿瘤，约占60%，30～50岁成人多见，儿童少见，男多于女。

2. 起源于中央管的室管膜上皮细胞或终丝段等部位的室管膜残留物，可发生在脊髓各段，以脊髓两端为多；按组织学不同可分为细胞型、乳头状型、上皮型、透明细胞型、混合型。

3. MRI上显示脊髓增粗，病变呈梭形膨大，若位于圆锥和终丝段则往往较大，呈不规则分叶状，充满整个椎管，T1WI呈较低信号，T2WI呈不均匀性高信号，增强扫描肿瘤出现较明显的团块状强化。

4. 肿瘤出血常见，尤其是在肿瘤的边缘，肿瘤实质两端由于出血所致含铁血黄素的沉积，因此在T2WI尚可见低信号环，即帽征。见图2-47。

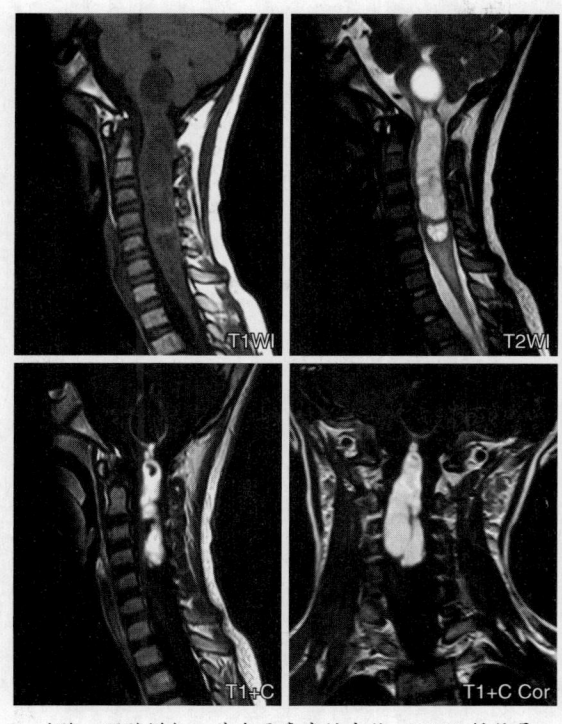

延髓、颈髓增粗，其内见囊实性占位，T1WI低信号、T2WI高信号，形态不规则，边界不清，增强扫描实性部分明显强化

图2-47 室管膜瘤

【鉴别诊断】

1. 髓内星形细胞瘤：多见于儿童和青少年颈胸段脊髓，肿瘤与正常组织分界不清，多表现为脊髓内偏心性生长，尤其易发生在脊髓背侧，增强扫描多数呈不均匀强化，强化程度不及室管膜瘤。

2. 血管母细胞瘤：脊髓弥漫性增粗，病变常位于脊髓背侧，呈囊实性改变，增强扫描实性部分强化明显，瘤内可见血管流空信号。

（五）血管母细胞瘤

【诊断与读片要点】

1. 又名血管网状细胞瘤、血管内皮细胞瘤，最常见于小脑，发生在脊髓的较少，占脊髓肿瘤的1%～7.2%，以中青年多见，好发于20～40岁。发生部位多为胸髓，其次为颈髓。

2. 肿瘤通常位于脊髓的表浅部位，尤其是脊髓背侧，常为大囊小结节，有时一个囊内可能有两个甚至多个结节。

3. MRI上囊性成分呈T1WI低信号、T2WI高信号，实性结节成分呈T1WI等信号或略低信号、T2WI略高信号或高信号，且结节体积越大信号越不均匀，部分病灶内可见血管流空信号，以T2WI较为明显；增强扫描病灶呈明显结节强化。见图2-48。

4. 大部分肿瘤伴有空洞，且空洞范围与肿瘤大

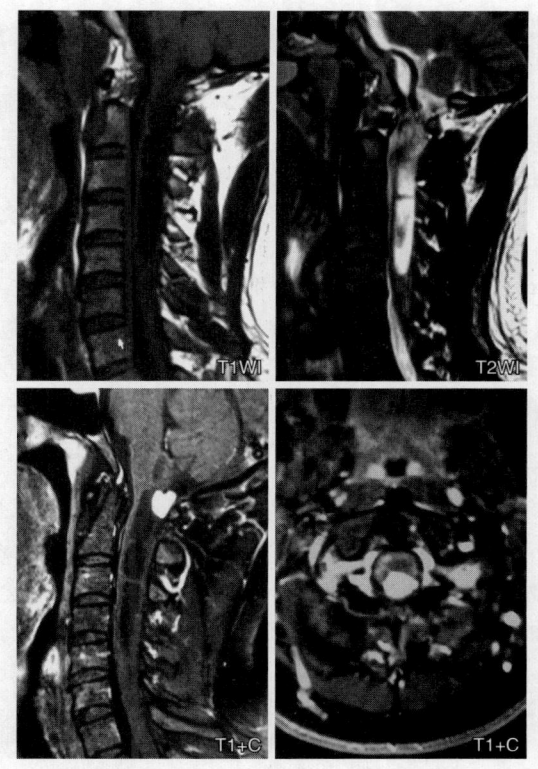

颈髓背侧囊状T1WI低信号、T2WI高信号，内见结节状
软组织信号，增强扫描结节明显强化

图2-48　颈髓血管母细胞瘤

小无关，较小的肿瘤也可产生范围较大的空洞。

【鉴别诊断】

1. 血管畸形：T1WI及T2WI可见脊髓内具有流空信号的畸形血管团，髓内可见粗大的引流静脉迂曲走行，但病灶内无肿块，增强扫描无强化结节。

2. 海绵状血管瘤：可见髓内边界清楚的团块状混杂信号，常合并反复出血而呈爆米花样信号改变，周边可见含铁血黄素环。

3. 星形细胞瘤：好发于儿童，颈胸髓多见，范围较广，多个节段可受累，病灶边界不清，呈偏心性生长，囊变率高，增强扫描呈明显不均匀强化。

（六）椎管内转移瘤

【诊断与读片要点】

1. 椎管内转移瘤较少见，占髓内肿瘤的0.1%～0.4%，原发灶多为肺癌，其次为乳腺癌、恶性黑色素瘤、淋巴瘤等，转移途径为动脉途径、椎静脉途径和通过神经根或脑脊液直接侵犯脊髓等。

2. 表现为多发病灶，也可表现为单发病灶，脊髓各段均可发生。

3. 病灶以斑片状为主，MRI平扫T1WI多表现为等信号或低信号，T2WI多表现为高信号，边界往往不清；病灶内部信号多不均匀，当出现囊变或周围有水肿时也可表现为T2WI高信号；增强扫描呈明显强化，可表现为斑片状、环形、斑点状及结节状强化。见图2-49。

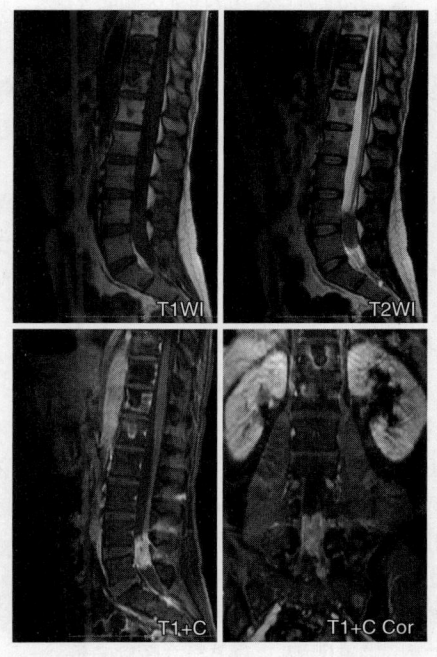

腰骶部椎管内片状T1WI等信号、T2WI略高信号，病变主要位于硬膜外，边界不清，增强扫描明显强化，胸、腰椎见骨质破坏

图2-49 马尾神经多发转移瘤

4. 可伴脊髓增粗、周围水肿、脊髓空洞等。

【鉴别诊断】

1. 室管膜瘤：常发生于中、青年人，单发，无原发肿瘤病史。

2. 星形细胞瘤：好发于青少年，颈胸段常见，脊髓明显增粗，表面可见粗大迂曲的血管匍匐，囊变率高，出血常见。

3. 血管母细胞瘤：多位于脊髓背侧，脊髓肿胀和空洞明显，瘤内囊变小结节很明显，有时可见点状或条状低信号流空血管影。

九、椎管内非肿瘤性病变

（一）小脑扁桃体下疝畸形

【诊断与读片要点】

1. 小脑扁桃体下疝畸形是一种先天性小脑扁桃体、延髓联合畸形，表现为小脑扁桃体楔形延长，伸入枕骨大孔以下，且常合并其他畸形。

2. MRI影像表现可分为三种类型：A型，单纯小脑扁桃体下疝；B型，小脑扁桃体下疝合并脊髓空洞；C型，在前两型基础上合并颅底畸形。

3. 小脑扁桃体下缘超过枕骨大孔前后缘连线0.5 cm即可诊断为小脑扁桃体下疝畸形；MRI矢状位能清晰显示颅颈部软组织结构，对诊断具有确诊价值。

4. 最常见的并发症是脊髓空洞，表现为髓内条状及串珠样低信号，脊髓空洞可从颈髓段起始直达脊髓圆锥部，以T1WI矢状位显示最清楚。

5. 脑积水是小脑扁桃体下疝畸形另一常见并发症，此外还可合并颅颈交界区及颅内其他畸形。见图2-50。

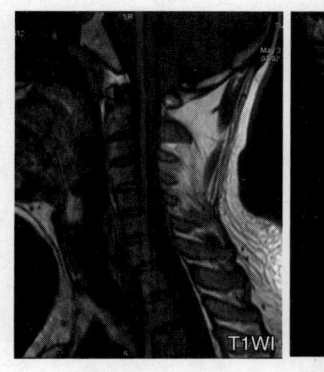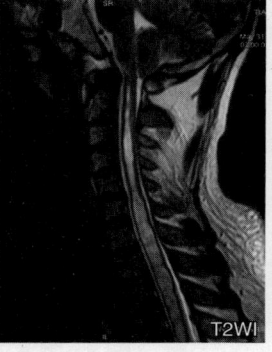

小脑扁桃体疝入枕骨大孔，脊髓中央管串珠扩张

图2-50 小脑扁桃体下疝畸形（B型）合并脊髓空洞

【鉴别诊断】

颅颈结合部硬膜外肿瘤：如脊膜瘤和神经鞘瘤等，常推压脑或脊髓，局部蛛网膜下腔扩大，增强扫描明显强化。

（二）多发性硬化

【诊断与读片要点】

1. 多发性硬化（MS）是中枢神经系统的一种自身免疫性疾病，表现以白质受累为主的炎性脱髓鞘改变。

2. 主要发生在大脑半球、脑干、小脑半球，也可发生在脊髓，脊髓病变者主要发生在颈髓，以白质变化为显著。

3. MRI上，病灶平行脊髓长轴分布，以条带状表现最多见，斑片状或云雾状次之。

4. MS急性期表现为脊髓病变周围水肿并导致脊髓增粗，T1WI呈等信号或稍低信号，T2WI及抑水序列呈高信号；急性期和亚急性期病程处于活动期，增强扫描病灶可呈条状、片状强化，强化范围明显小于T2高信号灶范围。缓解期MRI表现为原病灶处脊髓直径恢复正常，病灶范围缩小，增强扫描病灶不强化或强化范围缩小。见图2-51。

【鉴别诊断】

1. 急性脊髓炎：起病急，MRI特点为范围较广，常累及5个椎体长度以上，病灶呈连续性，轴位像常为脊髓横贯性损害，病灶大于脊髓截面的1/2。

2. 脊髓内血管畸形：常见于少年儿童，脊髓内

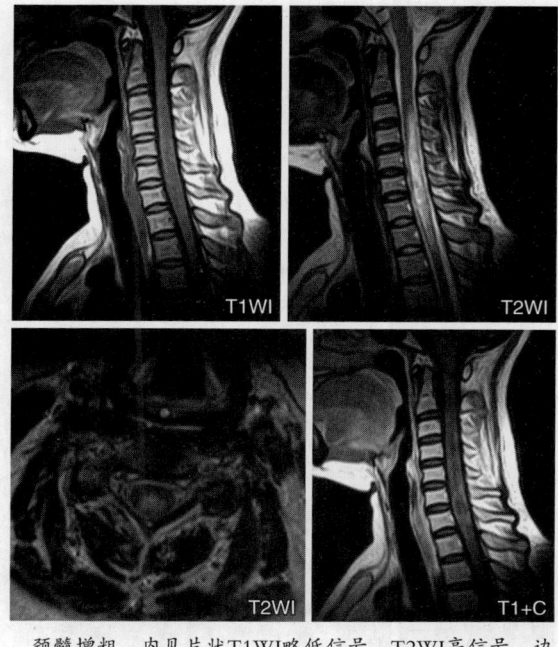

颈髓增粗，内见片状T1WI略低信号、T2WI高信号，边界欠清，增强扫描呈斑片状强化

图2-51 延髓及脊髓多发性硬化

可见血管流空现象，局部脊髓可膨大，增强扫描有助于发现异常血管团块。

（三）脊髓空洞症

【诊断与读片要点】

1. 脊髓空洞症为一种脊髓内的慢性进行性病变，可分为先天性和后天性两大类，枕大孔区阻塞性病变是空洞的形成原因之一。

2. 可分为四大类：交通性、外伤性、肿瘤性与非特异性脊髓空洞症。

3. 典型脊髓空洞症在T1WI上表现为脊髓中央低信号的管状扩大，在T2WI上空洞呈高信号，信号均匀一致。见图2-52。

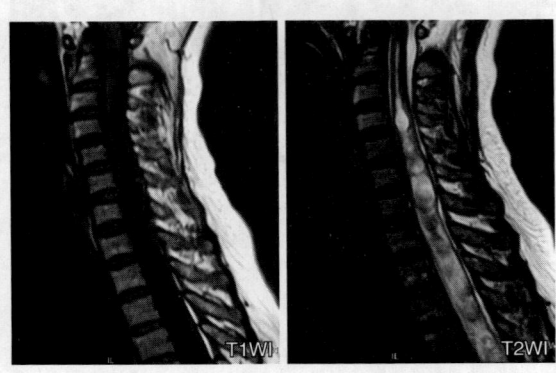

脊髓增粗，中央管扩张，呈串珠状T1WI低信号、T2WI高信号

图2-52 脊髓空洞症

4. 伴肿瘤的脊髓空洞症表现为空洞壁较厚，边缘不规则；肿瘤部位脊髓肿大，瘤实质伴有增强表现。

5. 小脑扁桃体下疝畸形造成的脊髓空洞常见脑脊液流空现象，在T1WI和T2WI均表现为低信号，这主要与空洞常与四脑室相通有关；创伤后脊髓空洞症的典型表现为受伤处上段或下段脊髓内呈管状长T1和长T2信号改变。

【鉴别诊断】

1. 肿瘤囊变、液化坏死形成空洞：脊髓肿瘤囊变时，T1信号比空洞高，信号多不均匀，且脊髓外形不规则增粗，增强扫描明显强化，并能清晰显示其大小、形态及边缘等。

2. 脊髓软化灶：为外伤后遗症，范围较空洞小，无明显脑脊液流空现象，局部脊髓常萎缩。

（四）椎管内血管畸形

【诊断与读片要点】

1. 椎管内血管畸形并非常见病，主要有动静脉畸形（AVM）和海绵状血管瘤，尤以前者多见。

2. AVM一般由供血动脉、畸形血管团和引流静脉组成，好发于中下段胸椎和腰椎水平。

3. AVM的粗大引流静脉在T1WI和T2WI上呈匍匐状、蚯蚓状或串珠状流空征象，在T2WI上由于脑脊液的衬托而更加清晰。相应节段脊髓供血不足，可出现软化、萎缩或空洞形成，增强扫描有助于发现畸形血管团及异常血管。见图2-53。

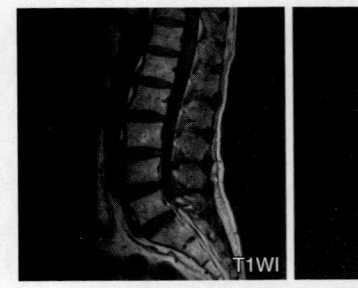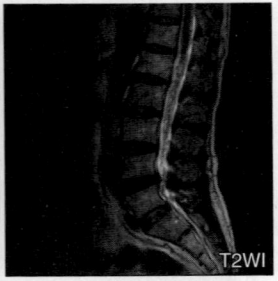

马尾结构紊乱，周围见蚓状、结节状T1WI及T2WI低信号（流空血管）

图2-53 椎管内血管畸形

【鉴别诊断】

1. 脊髓多发性硬化：病变多发，脊髓受累范围<2个脊髓节段，以白质分布为主，小于横截面积的1/2且颅内亦出现相应病灶。

2. 脊髓亚急性联合变性：矢状位病变位于脊髓后部，呈纵行条带状，轴位T2WI显示病变对称性分布于后索或侧索，后索受累者可形成特征性的反兔耳征。

（五）脊髓栓系综合征

【诊断与读片要点】

1. 本病为胚胎时期神经胚形成和脊神经管闭合障碍，引起腰段椎管内多种病理改变，导致圆锥低位固定，使脊髓活动受限，从而产生一系列神经功能障碍的综合征，多在儿童期出现症状。

2. MRI能清楚显示椎管内外结构，脊髓圆锥的形态、位置及特征性的脂肪信号。圆锥低位指成年人圆锥尖低于腰2水平，儿童低于腰3下缘。终丝增粗，直径＞2 mm。矢状位上可观察到终丝附着于椎管后壁，脊髓圆锥受牵拉变细后移低位，常伴脊柱裂畸形。常合并脊膜、脊髓膨出和骶尾部脂肪瘤，脂肪组织可通过脊柱裂与皮下脂肪组织相连。见图2-54。

【鉴别诊断】

1. 隐匿型脊髓栓系综合征：脊髓圆锥位置正常，可行俯卧位MRI扫描，检测与背侧神经根相关的尾部偏移的终丝，经常位于脊柱的最凸出处，即腰4、腰5水平。

2. 单纯脊髓低位：MRI显示脊髓位置下移，但临床无大小便和下肢感觉、运动障碍及畸形等改变。

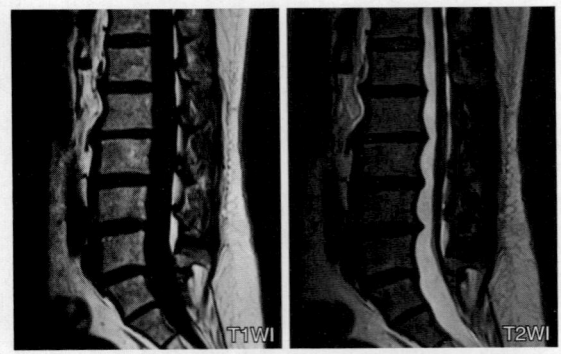

脊髓圆锥位置约平腰4平面，终丝增粗，附着于椎管后壁

图2-54　脊髓栓系综合征

一、MRI检查方法

MRI目前已成为头颈部影像学的常规检查技术，包括常规平扫、增强扫描及MRA等。内耳迷路可以采用水成像，颞颌关节功能评价可采用关节造影、动态显像及三维成像等。

常规MRI平扫包括自旋回波（SE）序列、快速自旋回波（FSE）序列及梯度回波（GRE）序列等，成像序列常采用T1WI、T2WI及抑脂序列，脂肪抑制常采用短时反转恢复（STIR）及频率选择饱和法。对比增强有利于显示病变的边界，了解病变的血供，确定病变的性质。MRA通常采用2D-TOF法和对比增强磁共振血管造影（CEMRA）。

二、眼部疾病

（一）眼眶特发性炎性假瘤
【诊断与读片要点】

1. 或称特发性眶部炎症，多认为是一种免疫反应性疾病，表现为急性、亚急性或慢性，可单侧或双侧交替发生。

2. 根据影像表现可分为弥漫型、肿块型、泪腺炎型、肌炎型、眶隔前炎型、巩膜周围炎型和视神经束膜炎型。

3. 病变位于肌锥外，形态不规则，边界欠清，一般在T1WI上信号较低，在T2WI上信号高，较不均一，与病变纤维化程度有关，急性病例由于富含炎性细胞多表现为T1低信号、T2高信号，而慢性病例由于纤维化较多，一般多表现为等T1、等T2，甚至为长T1、短T2信号；增强扫描肿块均呈均匀性明显强化。见图3-1。

【鉴别诊断】

1. 海绵状血管瘤：多位于肌锥内，边界较清，增强扫描均匀、持续强化。

2. 视神经胶质瘤：一般沿视神经走行，常沿眶尖侵入颅内，呈等T1、长T2较均匀信号，肿块起自视神经，与视神经信号无差别。

（二）Graves眼病

【诊断与读片要点】

1. 又称甲状腺相关性免疫眼病，是引起成人眼球突出最常见的原因，多伴有甲状腺功能亢进。

2. 主要累及眼外肌和周围结缔组织肿胀，眶内容物增多，推压眼球外突。

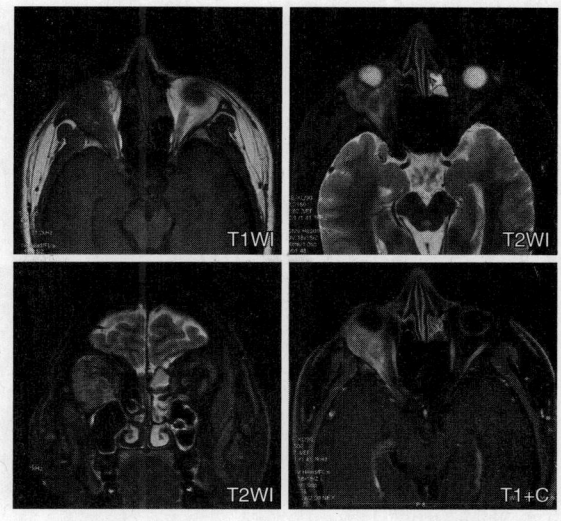

右眼眶内肌锥内外团片状T1WI低信号、T2WI高信号，形态不规则，边界不清，增强扫描明显强化，与眼外肌分界不清

图3-1 右侧眼眶特发性炎性假瘤

3. 眼外肌肥厚以肌腹增厚为主，最显著的部分是眶尖部，肌腱及肌附着点正常，以下直肌及内直肌最易受侵犯，其次为上直肌和外直肌，轻者呈一致性肿大，重者呈梭形肿大。见图3-2。

4. Graves眼病活动期后可见泪腺增大，呈

T2WI稍高信号，边缘模糊；本病还可引起眼上静脉迂曲扩张、提上睑肌肥厚、视神经增粗等。

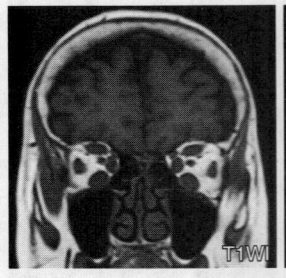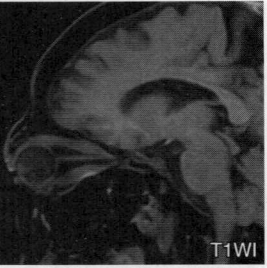

双眼下直肌、内直肌、上直肌增粗，肌腹受累为主，肌腱未见受累

图3-2　Graves眼病

【鉴别诊断】

1. 炎性假瘤肌炎型：常累及单条眼外肌，受累眼肌肌腹及肌腱均增粗，形态不规则，肌附着点呈球形肿胀。

2. 颈动脉海绵窦瘘：当分流量增大时，可导致静脉回流受阻，引起所有眼外肌弥漫性均匀性增厚，MRI可显示受累的眼上静脉高度扩张迂曲和海绵窦扩大。

3. 非霍奇金淋巴瘤：可引起眼球突出，造成泪腺弥漫性肿大，肿瘤可侵犯眼外肌导致一条或多条眼外肌增粗，增强扫描呈中度或明显强化。

（三）视网膜母细胞瘤

【诊断与读片要点】

1. 视网膜母细胞瘤是起源于视网膜内颗粒层的胚胎性恶性肿瘤，好发于3岁以下婴幼儿。

2. 病灶多位于眼球后部；肿瘤形态多样，可分为局限性及弥漫性两大类，局限性包括单发和多发病灶，呈结节状、边缘清晰；弥漫性病变形态不规则，包括视网膜不规则增厚和（或）不规则肿块，病变填充玻璃体腔大部。

3. MRI平扫T1WI及T2WI信号与脑皮质相仿，以等低信号为主，T1WI信号较均匀，T2WI信号不均匀，其内高信号为坏死区域，增强扫描多为中度强化，虹膜前方线样强化是本病的一个常见征象。肿瘤极易引起组织坏死、钙盐沉着，形成钙化，MRI表现以T1、T2低信号为主。见图3-3。

4. 其他伴发征象有视网膜脱离、网膜下积液、晶状体脱位及信号异常、前房变浅、前房及玻璃体前部渗出等。

【鉴别诊断】

1. Coat病：80%发病年龄在6～8岁，眼底反复出血、渗出，无钙化，T1WI和T2WI均呈高信号表现。

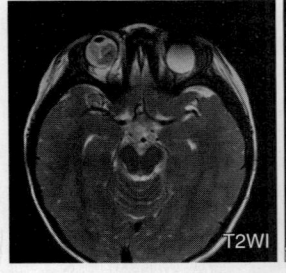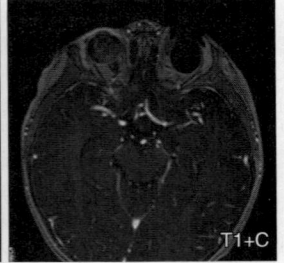

右眼球内团片状T2WI略低信号，形态不规则，边界不清，增强扫描不均匀、中度强化

图3-3　右眼视网膜母细胞瘤（左侧为义眼）

2. 永存性原始玻璃体增殖症：多见于婴幼儿，90%单眼发病，眼球小，无眼内钙化，晶状体小而不规则，晶体后与视网膜之间可见管状或圆锥状软组织影，为血管纤维性增生物。

（四）视神经鞘脑膜瘤

【诊断与读片要点】

1. 视神经鞘脑膜瘤为起源于蛛网膜成纤维细胞或硬脑膜内面的内皮细胞的一种中胚叶性肿瘤，多见于中年女性，常表现为视盘水肿、继发视神经萎缩、视力下降及眼球突出。

2. 根据病理学特点分为沙砾型、上皮细胞型、成纤维细胞型、混合型，以沙砾型最多见。

3. MRI表现为视神经梭形增粗或见偏心性球形肿物，上皮细胞型肿瘤T1WI和T2WI信号均与脑组织呈等信号，沙砾型肿瘤T1WI和T2WI信号均呈低信号。

4. 增强扫描呈明显强化，且可见双轨征，脂肪抑制技术增强扫描，T1WI显示效果最佳。见图3-4。

5. 肿瘤生长缓慢，可向前伸入眼球内，向后进入颅内，向周围穿破硬脑膜而侵入眶内，并在眶内形成肿块，向内则很少穿透软脑膜累及视神经。

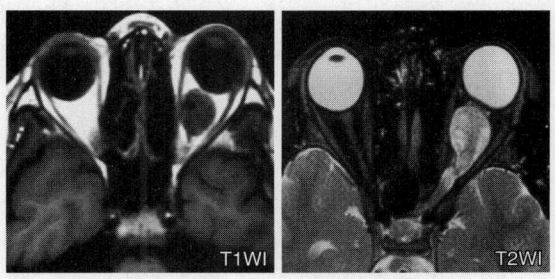

左眼视神经结节状增粗，T1WI及T2WI均呈等信号，边界清楚

图3-4　左侧视神经鞘脑膜瘤

【鉴别诊断】

1. 神经鞘瘤：多位于肌锥外，实性类圆形肿

块，瘤内有较小的囊变区，极少数可完全囊变；MRI表现为信号不均匀，T1WI呈稍低信号，T2WI呈稍高信号，增强扫描呈不均匀强化。

2. 视神经胶质瘤：肿瘤在T1WI呈稍低信号，在T2WI呈高信号，肿瘤前方蛛网膜下腔扩大，增强扫描呈轻度至明显强化，无双轨征。

（五）眼眶海绵状血管瘤
【诊断与读片要点】

1. 眼眶海绵状血管瘤是一种常见的眼眶良性肿瘤，属于一种先天性发育畸形，瘤体由许多血管窦和纤维间隔构成，生长缓慢，多发生于成年女性。

2. 肿瘤位于肌锥内，多呈圆形、椭圆形或分叶状，边界清楚；平扫呈T1WI均匀等信号，T2WI明显高信号，随着回波时间延长，可见灯泡征。肿瘤多有完整包膜，包膜在T2WI上显示最佳，位于肿瘤内部高信号与周围脂肪高信号之间，呈环状低信号。

3. 动态增强扫描肿瘤呈渐进性强化，具有诊断特异性。

4. 肿瘤可对周围结构如视神经、眼外肌、眼球等产生压迫推移，但分界清楚，存在粘连或包绕生长；病灶后方与眶尖之间保留有三角形脂肪区，T1、T2均为高信号，即眶尖脂肪征。见图3-5。

116

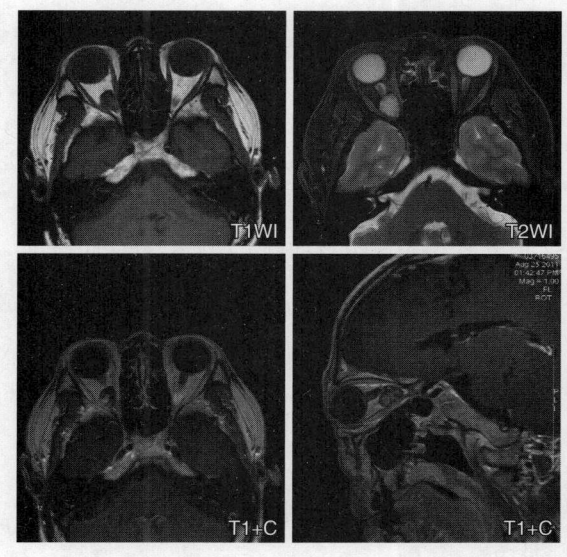

右眼球后肌锥内类圆形T1WI低信号、T2WI高信号，边界清晰，增强扫描明显、不均匀强化

图3-5　右眼眶海绵状血管瘤

【鉴别诊断】

1. 神经鞘瘤：多位于肌锥外，呈边缘光滑清楚的类圆形肿块，中等至明显强化，瘤内可呈斑点状长T1、长T2信号囊性变化，冠状位扫描可显示肿瘤与视神经分界不清。

2. 视神经脑膜瘤：可有视神经孔明显扩大，增强扫描明显强化，且可见双轨征。

（六）眼眶转移瘤

【诊断与读片要点】

1. 眼眶转移瘤球外的好发部位是肌锥外，多为血行转移，原发灶成人最多见的是肺癌和乳腺癌，儿童多见于胚胎神经性肿瘤及肉瘤。也可由邻近组织恶性肿瘤直接侵犯。病灶表现与原发肿瘤基本相同。

2. MRI表现为眼眶内软组织肿块，形态不规则，边界不清，T1WI呈低信号，T2WI呈较高信号，信号多不均匀，增强扫描中度至明显强化，与原发肿瘤性质相关。常伴邻近结构的侵犯，视神经侵犯表现为视神经增粗及不同程度的强化。见图3-6。

3. 眼眶转移瘤因有原发肿瘤病史及表现，一般不难做出明确诊断，MRI检查的主要目的是明确肿块大小、范围及有无视神经受累。

【鉴别诊断】

1. 恶性淋巴瘤：常位于肌锥外间隙，较少有骨质破坏，肿块体积较大而占位效应不明显，MRI表现为T1WI等信号、T2WI高信号，信号均匀，增强扫描呈均匀、明显强化。

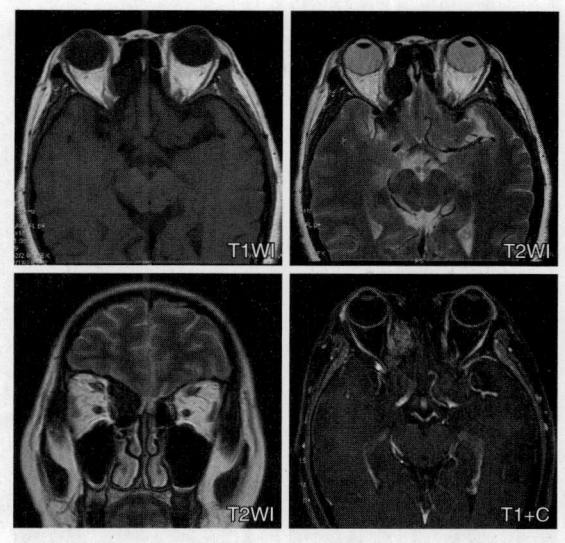

右眼眶内侧壁结节状T1WI略低信号、T2WI低信号，形态不规则，边界不清，增强扫描明显、不均匀强化，邻近内直肌受累

图3-6　右眶内转移瘤

2. 炎性假瘤：多呈结节状，长T1、短T2或长T2信号，信号不均，常伴眼外肌肥大或眼环增厚。

三、鼻及鼻窦病变

（一）鼻窦炎

【诊断与读片要点】

1. 一种常见病，分急性、慢性两种，后者多见；急性鼻窦炎多发生在一个鼻窦，慢性鼻窦炎则可累及两个以上，甚至一侧或两侧所有鼻窦。

2. MRI表现为环绕窦壁的带状T1WI低信号、T2WI高信号，表面光滑，有的呈波浪状，窦腔缩小甚至消失，如积脓充满则在T2WI呈一致性高信号，窦壁骨质无破坏，增强扫描病变呈明显均一强化。见图3-7。

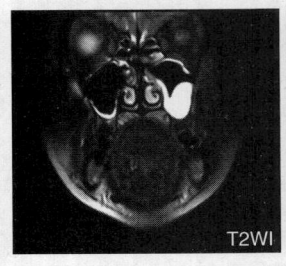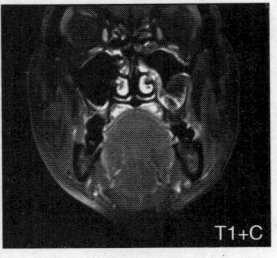

双侧上颌窦黏膜增厚，呈环壁、带状T2WI高信号，增强扫描明显强化

图3-7 双侧上颌窦炎

【鉴别诊断】

1. 息肉：好发于双侧筛窦，单侧者少见，MRI表现为圆形或椭圆形分界清楚的实性肿物，呈长T1、长T2信号，可引起骨质受压与破坏。

2. 黏液囊肿：好发于额窦与筛窦，系骨性窦道阻塞所致，伴窦腔扩大与窦壁骨质破坏。

（二）霉菌性鼻窦炎

【诊断与读片要点】

1. 霉菌性鼻窦炎属病原性真菌炎症，以曲霉菌感染最为常见，与抗生素与皮质激素滥用有关。分为侵袭性和非侵袭性两类。

2. MRI表现为鼻窦黏膜不规则增厚及窦腔积液；常合并钙化，大多呈斑点状，位于窦腔中央，T1WI及T2WI均呈低信号；窦壁骨质破坏常见于上颌窦内侧壁，多伴有窦壁骨质增生。见图3-8。

【鉴别诊断】

1. 化脓性鼻窦炎：可见长T1、长T2信号，多有液气平面，钙化少见。

2. 鼻窦恶性肿瘤：窦腔一般扩大，窦壁骨质常广泛溶骨性破坏且不伴硬化，肿块突破骨壁、侵犯周围组织，窦腔周围脂肪间隙消失。

3. 内翻乳头状瘤：好发于鼻腔侧壁，特别是中鼻甲游离缘，多为均匀软组织肿物，钙化少见，窦

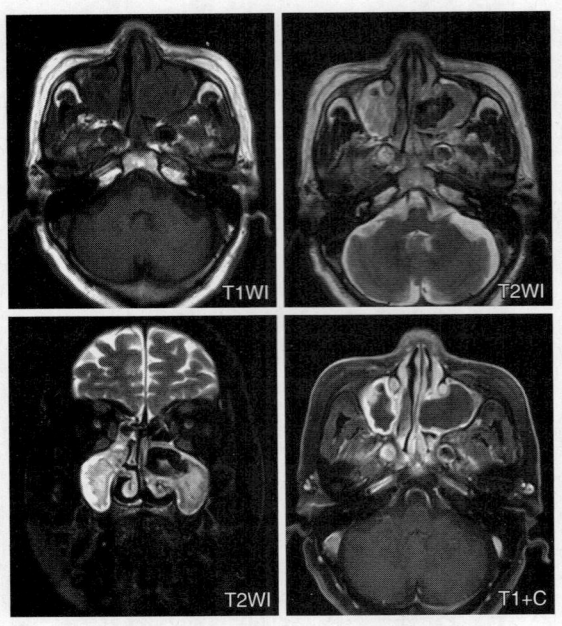

双侧上颌窦黏膜明显增厚、填充，增强扫描均匀强化，左侧上颌窦内结节状T1WI、T2WI低信号，边界清楚

图3-8 双侧上颌窦炎合并霉菌感染

腔可扩大，T1WI呈中等信号，T2WI为较高信号，增强扫描可见卷发样、鼻甲样强化。

（三）黏液囊肿

【诊断与读片要点】

1. 鼻窦黏液囊肿可见鼻窦开口完全阻塞，分泌物聚集于鼻窦腔内，分泌物表面有黏膜覆盖。

2. MRI上窦腔膨大，窦壁变薄，甚至窦壁吸收性破坏。根据蛋白质浓度高低，黏液囊肿在T1WI及T2WI上均可表现为高信号或低信号。增强扫描囊肿周边的黏膜明显强化而中央无强化，环形强化带外可见一圈低信号为窦壁骨质。见图3-9。

【鉴别诊断】

1. 鼻窦恶性肿瘤：表现为窦腔内见软组织信号，窦腔扩大，常有骨质破坏，增强扫描有明显强化。

2. 息肉：可见类圆形软组织信号，信号均匀，位于鼻旁窦腔内，无骨质破坏，常并黏膜肥厚，增强扫描强化不明显。

（四）内翻乳头状瘤

【诊断与读片要点】

1. 内翻乳头状瘤为鼻腔鼻窦最常见的良性肿瘤，50～70岁男性好发，最常起源于鼻腔外侧壁，有10%～15%可发生恶变。

2. MRI表现为T1WI低至中等信号，T2WI为中等或较高信号，增强扫描呈不均匀中度强化。脑回

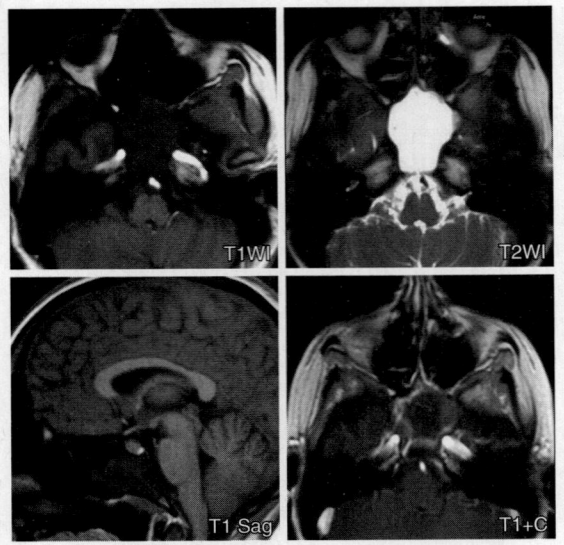

蝶窦膨胀，其内见囊状T1WI低信号、T2WI高信号，增强扫描呈边缘强化

图3-9 蝶窦黏液囊肿

状、条纹状与柱状的形态具有一定特征性，且以增强扫描显示最佳。

3. 本病对周围骨质有一定侵蚀性，可造成邻近骨质破坏或压迫性骨质吸收，破坏的骨质边缘较模糊，与肿块区域相对应，骨质吸收多见于鼻中隔，常伴骨质受压移位。肿瘤可通过筛板向颅内侵犯或经中鼻道、窦口-鼻道复合体侵犯上颌窦。见图3-10。

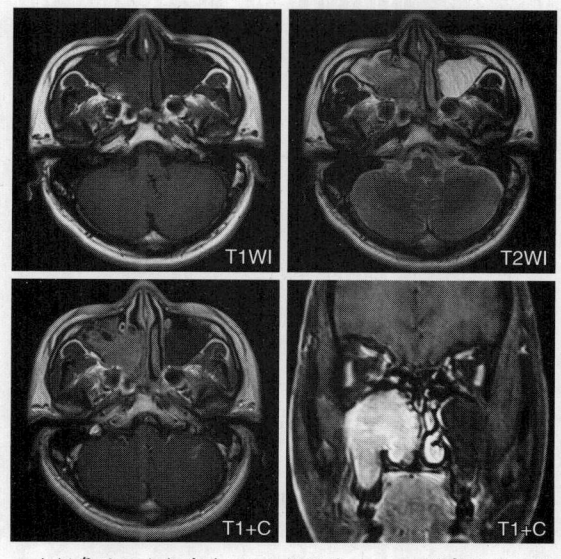

右侧鼻腔及上颌窦内T1WI低信号、T2WI稍高信号，形态不规则，边界不清，增强扫描不均匀、中度强化，其内见条纹状低信号，右侧上颌窦开口扩大，双侧上颌窦黏膜增厚

图3-10　右鼻腔内翻乳头状瘤

【鉴别诊断】

1. 鼻息肉：T2WI呈明显高信号，无骨质破坏，增强扫描内部无强化而黏膜强化。

2. 鼻腔真菌感染：多见于窦腔内，常见钙化，内部无强化。

3. 鼻窦癌：老年男性居多，肿块不规则，浸润性生长，平扫呈长T1、长T2信号，增强扫描呈轻中度强化，窦壁骨质可破坏。

（五）鼻窦癌

【诊断与读片要点】

1. 鼻窦恶性肿瘤较少见，约占全部头颈部肿瘤的3%，多见于中老年男性，80%左右为鼻窦癌，原发部位以上颌窦最多，筛窦次之。

2. 鼻窦癌表现为窦腔内软组织肿块，肿块边缘模糊，分叶状，T1WI低至中等强度信号，T2WI呈中等或高信号，肿瘤内坏死液化灶呈更长T1、更长T2信号，瘤内如有出血则表现为T1WI、T2WI均呈高信号；增强扫描肿瘤实质部分呈轻中度强化。

3. 肿瘤常广泛破坏鼻窦各壁，侵犯邻近结构。表现为窦壁骨质松质骨内黄骨髓高信号减低和条状无信号中断，并见软组织肿块突出到窦壁轮廓以外。见图3-11。

4. 淋巴结转移常见，常累及咽旁淋巴结、颈静

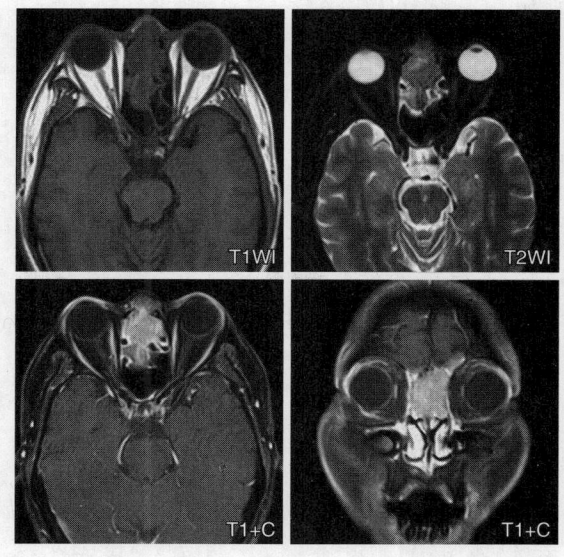

筛窦内团片状T1WI低信号、T2WI高信号，形态不规则，边界不清，增强扫描呈中度强化，邻近骨质破坏，冠状位见病灶突入颅内

图3-11 筛窦癌

脉-二腹肌淋巴结、咽后淋巴结、下颌下淋巴结及颈深淋巴结群。

【鉴别诊断】

1. 鼻窦息肉：中年男性居多，好发于筛窦，单侧少见，MRI表现为长T1、长T2信号，信号均匀，边界清晰，增强扫描表面黏膜强化。

2. 内翻乳头状瘤：老年男性居多，各序列呈低至中等信号，MRI表现为脑回状、条纹状与柱状，增强扫描呈不均匀中度强化。

（六）嗅神经母细胞瘤

【诊断与读片要点】

1. 嗅母细胞瘤是起源于筛骨筛板或鼻腔嗅区黏膜嗅神经细胞的恶性肿瘤，多见于10～40岁，发病缓慢，病程较长。

2. 嗅神经母细胞瘤的中心多位于上鼻腔及前组筛窦，除鼻腔和鼻旁窦以外，眼眶是最常见的受侵部位。

3. 肿瘤较小时，MRI信号多均匀，在T1WI主要与肌肉呈等信号，稍低于灰质信号，在T2WI以稍高信号为主；肿瘤较大时，由于其内有坏死、钙化甚至成骨，因此信号不均，可夹杂斑片状更高信号或点状、条状低信号，增强扫描明显强化。见图3-12。

4. 嗅神经母细胞瘤常引起鼻旁窦阻塞性炎症。

【鉴别诊断】

1. 鼻咽纤维血管瘤：多见于15～30岁男性青壮年，对周围骨质破坏以膨胀性吸收为主，肿瘤信号

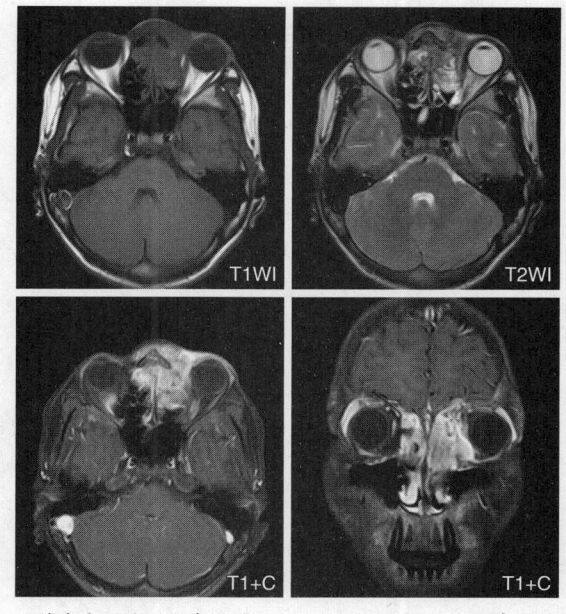

　　筛窦内团块状混杂信号，以T1WI低信号、T2WI高信号为主，形态不规则，边界不清，增强扫描呈中度强化，邻近骨质破坏，病变累及眼眶及颌面部

图3-12　嗅神经母细胞瘤

均匀，少有坏死。

　　2. 鼻腔癌、鼻窦癌：尤其要与鼻腔后部癌或筛窦癌相鉴别，此两者可广泛浸润邻近鼻窦、眼眶，

侵入颅内，多见于老年人，肿瘤坏死更明显，信号更不均和混杂，强化不如嗅神经母细胞瘤明显。

四、中耳、乳突常见疾病

（一）中耳乳突炎

【诊断与读片要点】

1. 中耳乳突炎是耳部较常见的疾病之一，根据病程可分为急性和慢性，以后者多见。

2. 急性中耳乳突炎可见中耳、乳突内积液，一般呈长T1、长T2信号，如液体蛋白含量较高，也可呈短T1、长T2信号。

3. 慢性中耳乳突炎根据病程和病理变化可分为胆脂瘤型、胆固醇肉芽肿型、炎性肉芽肿型，其在MRI上信号变化多样。

4. 胆脂瘤型多呈短T1、长T2信号，亦可呈等T1、长T2或短T1、短T2信号，增强扫描无强化；胆固醇肉芽肿型因富含胆固醇结晶和血液分解物，故在T1WI及T2WI上均呈高信号；炎性肉芽肿型在T1WI上呈等或稍高信号，在T2WI上多呈高信号。见图3-13。

【鉴别诊断】

1. 内淋巴囊乳头状腺癌：一般位于岩骨后缘内淋巴囊区域，表现为此区域骨质的不规则破坏，伴

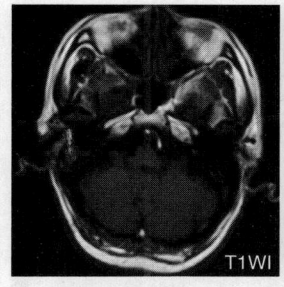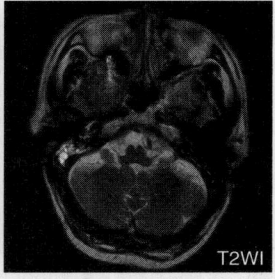

右侧中耳、乳突积液，呈T1WI低信号、T2WI高信号，邻近骨质未见破坏

图3-13　右侧中耳乳突炎

软组织占位，可累及内耳结构，T1WI为中等信号，T2WI为偏高信号，增强扫描可明显强化。

2. 内耳化脓坏死性迷路炎：炎性肉芽肿组织形态显示不规则，在T1WI上显示为中等信号，在T2WI上显示为不均匀的明显高信号，增强扫描肉芽组织表现为明显强化，有别于一般的中耳乳突炎无强化的积液。

（二）胆脂瘤

【诊断与读片要点】

1. 颞骨胆脂瘤有原发和继发两类，继发者多为慢性中耳炎类型之一，而原发者系胚胎神经沟闭合时上皮细胞残留所致。

2. 青少年发病率高于成人，该病具有较强侵袭

131

性，可破坏骨质，易复发。

3. MRI表现为中耳乳突慢性炎症，鼓窦扩大，局部为软组织样信号，T1WI呈等信号、稍低信号，T2WI呈高信号，增强扫描真性胆脂瘤无强化，合并肉芽组织形成可明显强化。见图3-14。

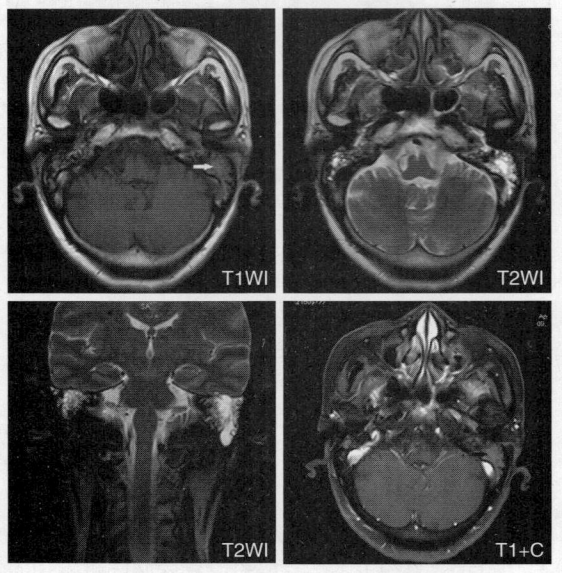

双侧中耳乳突炎，左侧鼓窦区见结节状软组织信号，增强扫描明显强化，边界不清，邻近骨质破坏

图3-14 左侧胆脂瘤型中耳炎

【鉴别诊断】

1. 胆固醇肉芽肿：在岩锥骨占位病变中最常见，表现为T1WI、T2WI高信号，边缘光滑锐利，呈膨胀性改变，有包膜可强化，而实质部分无强化。

2. 黏液囊肿：是岩锥骨中较罕见的病变，是因岩锥骨引流通道被阻塞所致，其MRI表现类似于先天性胆脂瘤，影像学上常难以区别，需结合病理组织学鉴别。

（三）中耳癌

【诊断与读片要点】

1. 原发性中耳癌临床上较为少见，早期症状和体征均不典型，术前诊断多依赖于影像学检查。

2. 肿物及骨破坏区形态不规则，边缘模糊不清，可累及中耳结构以外的骨结构，骨破坏区达乳突或岩骨，边缘骨壁呈多点中断表现。

3. MRI信号为T1WI中等、T2WI不均质高信号，增强扫描可在肿瘤组织与炎症积液之间形成明显的对比，清楚显示肿瘤组织的实际侵犯范围。

4. 颈静脉球、乙状窦也可受累，MRI表现为边缘毛糙，内有充盈缺损影。见图3-15。

【鉴别诊断】

1. 颈静脉孔区的神经源性肿瘤：MRI可见颈静脉孔扩大，其内病灶在T2WI上呈高信号，在T1WI

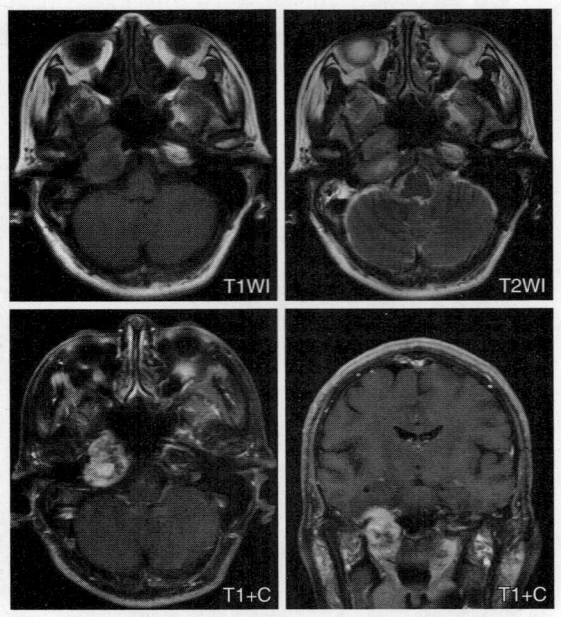

右侧中耳区软组织块影，T1WI等信号、T2WI高信号，增强扫描不均匀强化，邻近骨质破坏，冠状位见病灶累及右侧颞叶

图3-15　右侧中耳癌

上呈低信号，增强扫描可见病灶明显强化，部分病灶内部信号不均，有囊变或坏死。

2. 颅底软骨肉瘤：颈静脉孔区可见软组织肿块，平扫T1WI呈低信号、等信号，T2WI呈不均匀高信号，增强扫描呈不同程度强化；部分肿瘤其内可见无信号的钙化灶。

（四）颈静脉球瘤

【诊断与读片要点】

1. 颈静脉球瘤来源于胚胎神经嵴组织的化学感受器细胞，可分为发生于颈静脉球的颈静脉球体瘤和发生于中耳的鼓室球瘤，女性多见。

2. 颈静脉球瘤血供丰富，并呈浸润性生长，易破坏周围骨质。

3. 病灶于T1WI多呈等信号或略低信号，T2WI多呈偏高信号，T1WI及T2WI均可见流空信号，直径大于2 cm的瘤体内流空血管断面呈现低信号，与肿瘤实质部的高信号相间，形成特征性的盐胡椒征；增强扫描呈明显强化。见图3-16。

【鉴别诊断】

1. 神经鞘瘤：早期颈静脉孔的神经部扩大，晚期颈静脉孔普遍扩大，但边缘光滑锐利，肿瘤多呈圆形，增强扫描肿瘤强化不一致。

2. 脑膜瘤：颈静脉结节脑膜瘤多有密集的钙化，增强扫描邻近脑膜增厚强化。

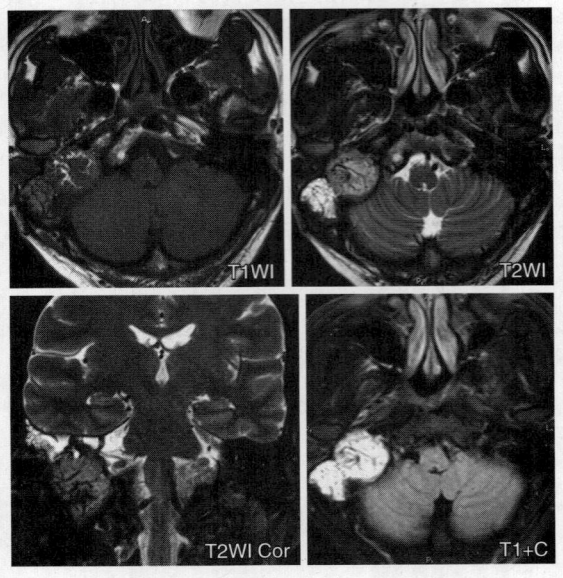

　　右侧颈静脉孔区软组织块影，T1WI等信号、T2WI高信号为主，内见迂曲线状流空血管影，增强扫描明显强化

图3-16　右侧颈静脉球瘤

五、咽部常见疾病

（一）增殖体肥大
【诊断与读片要点】

1. 增殖体肥大又称腺样体肥大、腺样体增生症，是儿童一种常见病；正常增殖体在6岁时厚度达最大，10岁后逐渐退化。

2. MRI T2矢状位扫描显示增殖体最佳，可清楚显示鼻咽顶后壁增殖体肥大程度及鼻咽腔狭窄的程度。T1WI呈等信号或略高信号，与黏膜信号等同，T2WI呈较高信号。

3. 矢状位扫描可准确测量A/N比值：A/N≤0.6属正常，0.61～0.7中度肥大，≥0.71属病理性肥大。见图3-17。

【鉴别诊断】

1. 咽后壁脓肿：表现为咽后壁软组织增厚，范围较大，病灶内可见气泡影或液气平面，有时异物存留或伴有颈椎半脱位，脓肿向下延伸可形成纵隔脓肿。

2. 咽部肿瘤：咽后壁软组织弧形外突且不规则，恶性病变常侵犯鼻咽间隙和肌肉，邻近骨质有破坏，鼻咽腔狭窄变形。

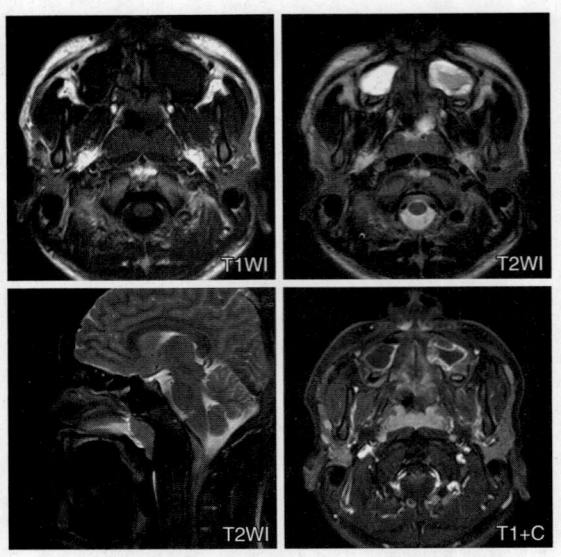

鼻咽顶后壁软组织对称性增厚,增强扫描均匀强化,鼻咽腔变窄

图3-17 增殖体肥大

(二)鼻咽纤维血管瘤

【诊断与读片要点】

1. 又名男性青春期出血性纤维瘤,是鼻咽顶部后鼻孔区最常见的良性肿瘤,好发于10~25岁青年男性,起源于颅底鼻咽顶和后鼻孔区,血供丰富,

局部具有侵袭性。

2. MRI可见鼻咽部分叶状或不规则软组织影，T1WI呈等信号，T2WI为高信号，信号不均匀，可见点状、条状丰富流空信号，增强扫描明显强化。影像分期：Ⅰa期，局限于鼻腔和鼻咽穹窿部；Ⅰb期，扩展入1个或多个鼻窦；Ⅱa期，少部分侵入翼腭窝；Ⅱb期，整个翼腭窝受侵犯；Ⅱc期，颞下窝和颊部受侵犯；Ⅲa期，颅底受累；Ⅲb期，颅底受累伴广泛颅内扩展。见图3-18。

【鉴别诊断】

1. 鼻咽癌：中老年患者多见，MRI主要表现为咽隐窝变浅消失，两侧咽腔不对称，咽肌浸润，咽旁间隙受压外移，邻近结构多数不清，颈部淋巴结如咽后组淋巴结转移常见。

2. 后鼻孔血管瘤性息肉：也表现为鼻腔鼻窦后鼻孔软组织肿块，范围局限，可见到肿瘤的蒂，窦腔内充满软组织影，边界清晰，不伴窦壁骨质吸收破坏。

（三）鼻咽癌

【诊断与读片要点】

1. 鼻咽癌主要分布于中国南方，男性发病多见；鼻咽癌好发于鼻咽顶后壁，最常见于咽隐窝的黏膜表层。

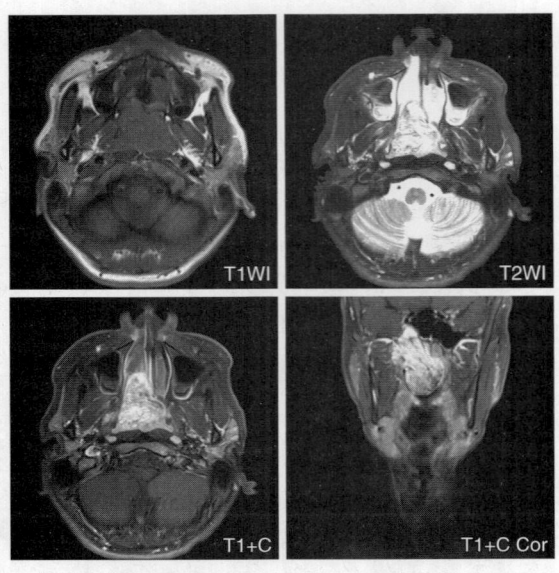

鼻咽后壁偏右侧软组织肿块影，T1WI低信号、T2WI高信号，形态不规则，边界清楚，增强扫描明显强化，病变伸入鼻后孔

图3-18　鼻咽纤维血管瘤

2. 早期表现为黏膜增厚或小肿块形成，咽隐窝变浅，鼻咽腔不对称变浅、变窄，肿瘤组织的信号强度较均匀，T1WI信号强度较肌肉低，T2WI信号呈偏高强度，增强扫描后肿块明显强化。

3. 肿瘤呈浸润性生长，与周围结构分界不清；随着肿瘤的生长，肿瘤可向外前方侵犯腭帆提肌、腭帆张肌、翼内肌、翼内外板，向后侵犯咽后间隙和椎前间隙、椎前肌，向顶后蔓延破坏枕骨斜坡和蝶窦。见图3-19。

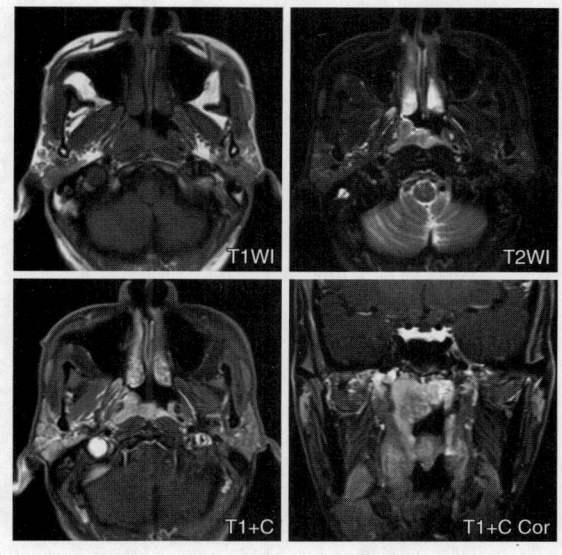

右侧鼻咽顶后壁软组织增厚，T1WI稍低信号、T2WI高信号，形态不规则，边界不清，增强扫描明显强化，右侧咽隐窝消失，咽旁间隙变窄

图3-19 鼻咽癌

4. 鼻咽癌可早期发生淋巴结转移，主要累及咽后淋巴结、咽旁淋巴结、颈动脉鞘淋巴结及颈深上组淋巴结。

【鉴别诊断】

1. 鼻咽部慢性炎症：临床有感染症状，MRI表现为鼻咽部黏膜增厚，T2WI信号强度增高，有时与弥漫性鼻咽癌难以鉴别，但鼻咽癌一般较局限，且增强扫描鼻咽黏膜线中断。

2. 鼻咽淋巴瘤：为全身性疾病的一部分，MRI可显示双侧颈部、腋下、纵隔淋巴结的多发肿大，对局限于鼻咽部的肿块，当MRI能在肿块的表面看到T2WI高信号的完整黏膜线时，需注意淋巴瘤的可能；淋巴瘤的ADC值明显低于鼻咽癌。

六、喉部疾病

（一）喉部乳头状瘤

【诊断与读片要点】

1. 喉乳头状瘤是喉部最常见的良性肿瘤，其病因多认为与病毒感染有关，儿童及成人均可发病。

2. 喉乳头状瘤多发生在12岁以下儿童，恶变者极少，易复发，表现为持续渐进性声音嘶哑。

3. 幼儿喉内各部均可发病，病灶带蒂，基底比较广，呈菜花状；成人常在声带发病，单个带蒂，病变局限。病灶平扫呈T1WI等信号、T2WI高信号，信号均匀，边缘清晰，增强扫描明显强化。见图3-20。

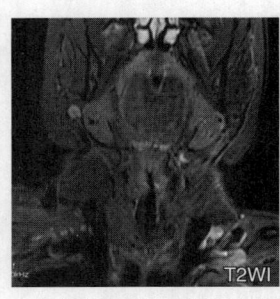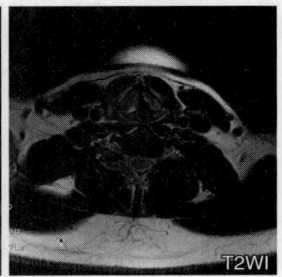

右侧声带小结节状T2WI高信号，边界清晰，声门间隙变窄

图3-20　喉乳头状瘤

【鉴别诊断】

1. 声带小结：好发于声带前中1/3交界处，为游离缘对称性黏膜小结，水肿状，表面光滑，大小如米粒状，基底较宽充血。

2. 喉结核：黏膜水肿伴多发溃疡，多位于喉的后部，常合并肺结核。

（二）喉癌

【诊断与读片要点】

1. 好发于中老年人，男性居多，发病因素可能有吸烟、饮酒、病毒感染等，病理组织以鳞癌为主，约占90%。

2. 根据肿瘤发生部位的不同，可分为声门上型、声门型、声门下型、贯声门型（晚期）。

3. 肿瘤发生部位软组织增厚或形成结节、肿块，形态不规则，与周围正常组织分界欠清，T1WI呈等信号或略低信号、T2WI呈稍高信号，信号不均，可见液化坏死灶；增强扫描呈不均匀强化。

4. 声门型易侵犯前联合，表现为前联合厚度超过2 mm；声门上型早期即有淋巴结转移，与该区淋巴分布丰富有关；声门下型极少原发；贯声门型易喉旁深部侵犯，伴周围组织广泛浸润及颈部淋巴结转移。见图3-21。

【鉴别诊断】

1. 弥漫性喉结核：范围广泛，双侧发生，基本对称，表现为双侧构状会厌襞、咽后壁、双侧声带、室带、会厌弥漫性软组织增厚，强化不明显。

2. 下咽癌：癌肿位于喉的两侧及后方，向内侧可侵犯喉旁间隙，一般将声门向对侧推移，声门移位，旋转较明显。

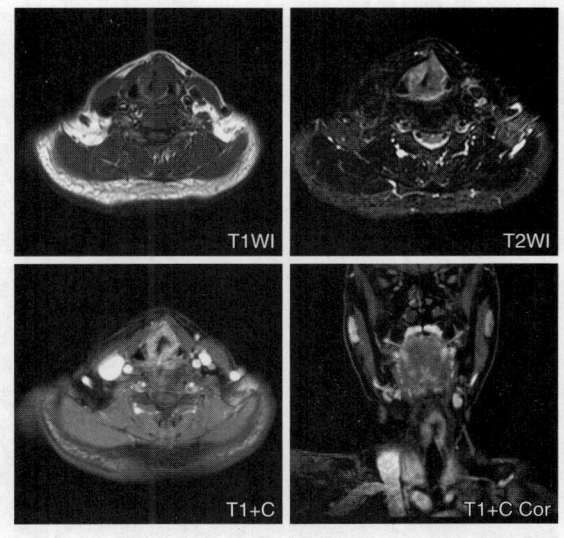

声门上区喉部软组织增厚，累及声门，呈T1WI等信号、T2WI高信号，边界不清，增强扫描不均匀强化，周围脂肪间隙显示不清

图3-21 声门上型喉癌

七、腮腺、甲状腺常见病变

（一）急性腮腺炎

【诊断与读片要点】

1. 本病为由腮腺病毒引起的急性传染病，主要

通过飞沫吸入传播，多见于儿童和青少年。

2. MRI表现为腮腺弥漫性肿大，可双侧发病，一般不形成肿块，腺体信号分布不均，周围脂肪间隙模糊。

3. 当腮腺炎合并蜂窝织炎时，表现为腮腺弥漫性肿大并有广泛气体影。见图3-22。

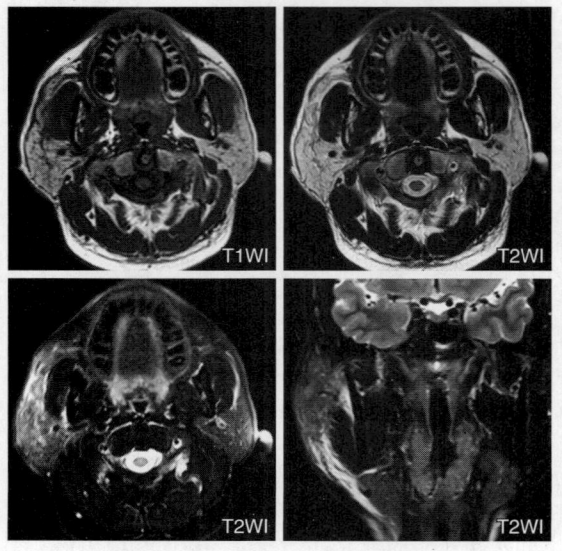

右侧腮腺弥散肿大，T2WI信号不均匀增高，周围脂肪间隙显示模糊不清

图3-22 右侧急性腮腺炎

【鉴别诊断】

1. 腮腺血管瘤：多为单侧弥漫性病变，一般信号较均匀，边界可模糊，亦可清晰，增强扫描强化明显且持续时间长。

2. 腮腺结核：好发于年轻女性，MRI表现为信号不均、边缘较模糊的结节或肿物，伴结节状钙化（低信号）和腮腺周围淋巴结肿大，增强扫描呈不均匀强化、环形强化及花边状强化。

（二）腮腺混合瘤

【诊断与读片要点】

1. 腮腺混合瘤又名腮腺多形性腺瘤，是颌面部涎腺最常见的良性肿瘤之一，约占70%；可发生于任何年龄，单侧发病常见。

2. MRI表现为腮腺内圆形或卵圆形肿块，浅分叶，边界清晰，T1WI呈等信号或稍低信号，T2WI呈高信号，信号较均匀，囊变、坏死少见，周边常可见低信号包膜；增强扫描病灶多呈轻中度强化。

3. 部分肿瘤可以恶变，呈浸润生长，形态不规则，边界不清楚，颈部淋巴结肿大。见图3-23。

【鉴别诊断】

1. 淋巴瘤性乳头状囊腺瘤（Warthin瘤）：多位于腮腺浅叶后下极，以老年男性多见，MRI呈T1WI等信号或低信号，T2WI呈不均匀高信号，囊

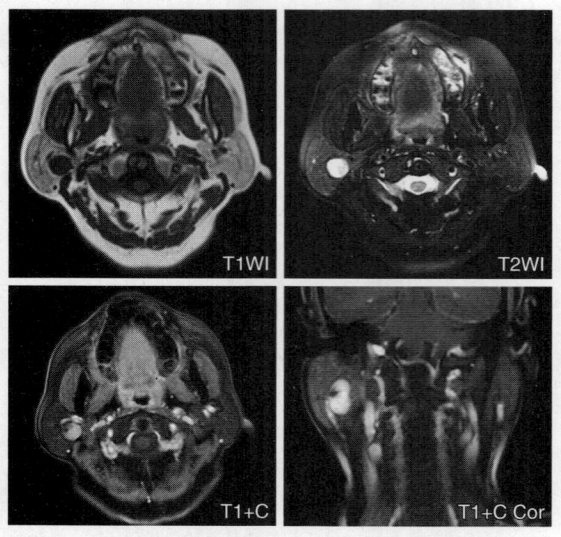

右侧腮腺结节状T1WI低信号、T2WI高信号，形态规则，边界清楚，增强扫描均匀强化

图3-23　右侧腮腺混合瘤

变、坏死常见，囊腔内含蛋白或胶体成分，增强扫描呈中度快速强化、快速消退。

2. 腮腺淋巴管瘤：常见于儿童，以囊性水瘤最多见，常表现为边缘清晰的囊性占位，呈长T1、长T2信号，囊内可有分隔，增强扫描无明显强化。

（三）腮腺癌

【诊断与读片要点】

1. 腮腺恶性肿瘤约占腮腺肿瘤的20%，相对少见，但种类繁多，大多数是上皮性肿瘤，包括黏液表皮样癌、腺泡细胞癌、鳞癌等。腮腺癌多位于深叶或跨深浅叶，可向外推压下颌后静脉。

2. 病灶多表现为形态不规则、边界不清的软组织肿块，T1WI呈等信号或低信号，T2WI呈不均匀高信号，增强扫描呈中等或显著不均匀强化。见图3-24。

3. 肿瘤的侵袭性高，常侵犯邻近结构，如咽旁脂肪间隙、颈动脉鞘等，范围较广者可侵犯枕骨和脑膜，并可见颈部和颌下淋巴结增大。

【鉴别诊断】

1. 淋巴瘤：多为继发性。双侧腮腺同时受累，呈多发结节，合并颈部多发淋巴结肿大者，以淋巴瘤多见。

2. 淋巴瘤性乳头状囊腺瘤：常表现为浅叶下极类圆形结节，呈软组织信号影，T1WI呈稍低信号、T2WI呈高信号；病灶可双侧多发，可合并囊变；增强扫描实质部分呈轻度或中度强化。

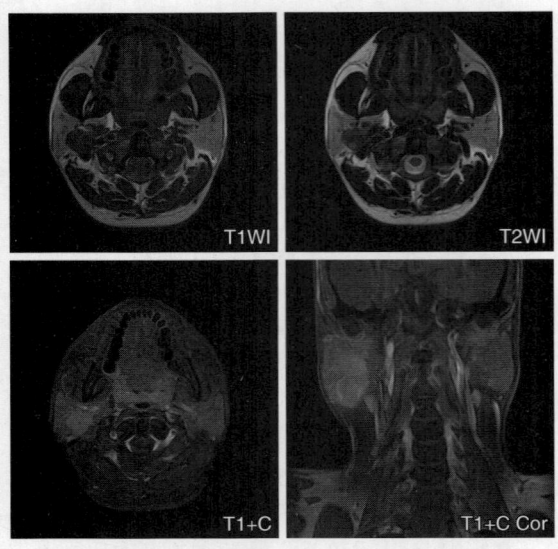

右侧腮腺区软组织肿块影，呈T1WI低信号、T2WI高信号，形态不规则，边界不清，增强扫描不均匀强化，右侧颈部淋巴结肿大

图3-24　右侧腮腺癌

（四）慢性淋巴细胞性甲状腺炎

【诊断与读片要点】

1. 又称桥本氏病、自身免疫性甲状腺炎，通常表现为年轻或中年女性的无瘤性弥漫性甲状腺增

大，常伴有甲状腺机能低下。

2. 可分为弥漫增大型和结节型，弥漫增大型表现为双侧甲状腺不同程度肿大，可出现线状、分隔状低信号纤维带；结节型可在弥漫增大型的基础上出现，表现为单发或多发结节。

3. MRI常表现为甲状腺一侧或双侧非对称性中度肿大，境界不清；T1WI呈等信号或稍低信号，T2WI为均匀或不均匀性高信号；增强扫描呈轻度强化。

4. 病变甲状腺内可见不规则、斑点状低信号钙化，亦可合并其他恶性肿瘤，如甲状腺癌、淋巴瘤、转移瘤等。见图3-25。

【鉴别诊断】

1. Riedel甲状腺炎：中老年人多见，表现为单侧或双侧甲状腺无痛性肿块或甲状腺弥漫性肿大，可伴甲状腺内部结节形成，病灶于T1WI、T2WI上均呈明显低信号，与周围组织分界不清，相邻脂肪间隙消失。

2. 未分化甲状腺癌：主要表现为T2WI稍高信号结节，内可见不同程度的微钙化灶及丰富的血流信号，同时侵犯周围组织伴颈部淋巴结肿大。

（五）结节性甲状腺肿

【诊断与读片要点】

1. 结节性甲状腺肿是单纯甲状腺肿的后期表

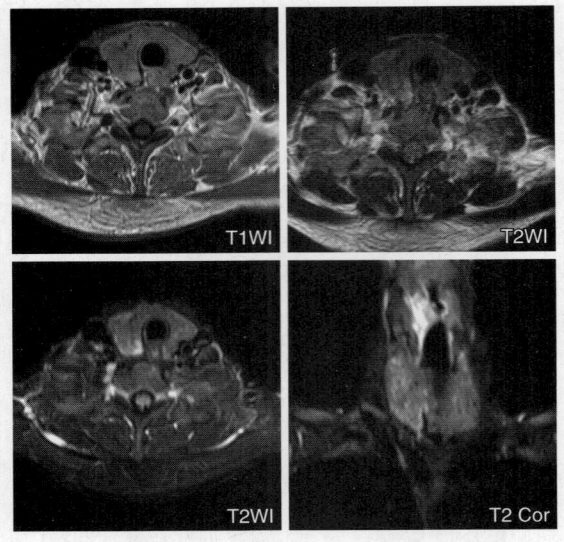

甲状腺明显肿大，呈T1WI低信号、T2WI高信号，形态不规则，边界欠清

图3-25 慢性淋巴细胞性甲状腺炎

现，主要原因为碘缺乏。

2. 甲状腺肿大，包膜不规则增厚；甲状腺组织被纤维组织分成结节，可单发、多发或布满全部甲状腺，结节大小不一，边界清晰，多无完整包膜，可合并出血、坏死、囊变、钙化。

3. MRI表现为T1WI低或等低混杂信号、T2WI高信号，增强扫描实性结节中度强化或环形强化。见图3-26。

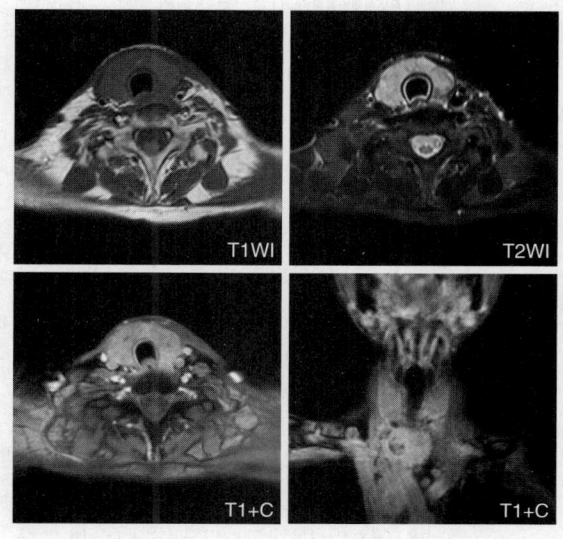

甲状腺弥漫增大，其内信号不均，可见多发大小不一结节状T1WI稍低信号、T2WI高信号，增强扫描结节呈环状强化

图3-26　结节性甲状腺肿

【鉴别诊断】

1. 甲状腺腺瘤：类圆形，有完整包膜，边缘光

滑，MRI表现T1等信号或稍低信号，T2高信号，增强扫描实性部分呈均匀强化，囊性无强化。

2. 甲状腺癌：甲状腺肿大及信号减低常明显不对称，多以腺内结节或肿块邻近区域明显，常破坏邻近腺体包膜，侵及腺外结构，伴有淋巴结肿大。

（六）甲状腺腺瘤

【诊断与读片要点】

1. 甲状腺腺瘤为最常见的甲状腺良性肿瘤，多见于40岁以下妇女，病理上可分为滤泡性腺瘤和乳头状囊腺瘤，包膜完整，生长缓慢。

2. 可单发或多发，MRI多表现为T1WI略低信号或等信号，T2WI均为高信号；如伴有出血，T1WI可为高信号，T2WI可为低信号；含有高蛋白液化者，T1WI和T2WI均为高信号。瘤体增强扫描实性部分呈均匀强化，囊性无强化。部分病灶内可见钙化灶。见图3-27。

【鉴别诊断】

1. 甲状腺囊肿：甲状腺结节因缺血而发生坏死、囊变，进一步融合形成囊肿，因其成分不同MRI可表现为T1WI低信号或高信号，T2WI多为高信号，增强扫描无强化。

2. 结节性甲状腺肿：病灶呈T1WI低信号或混杂低信号，T2WI为高信号，增强扫描实性结节中度

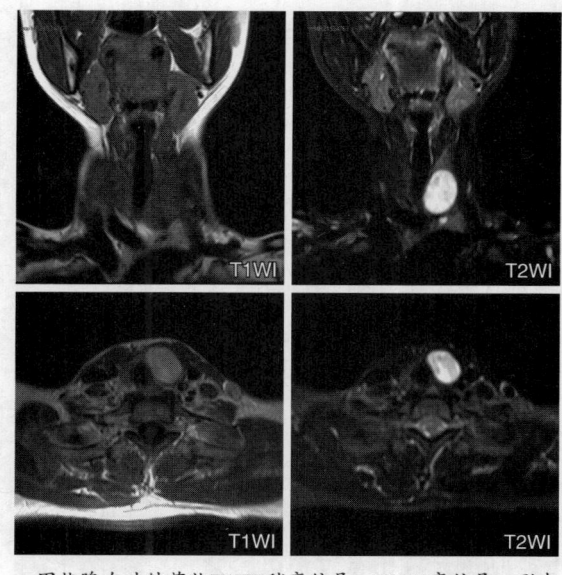

甲状腺左叶结节状T1WI稍高信号、T2WI高信号，形态
规则，边界清楚

图3-27 左侧甲状腺腺瘤

强化或环形强化；病灶无完整包膜，可伴甲状腺组
织信号减低，无淋巴结肿大。

（七）甲状腺癌

【诊断与读片要点】

1. 甲状腺癌是最常见的甲状腺恶性肿瘤，约占

全身恶性肿瘤的1%，以乳头状腺癌最常见，多发生于青壮年，恶性程度较低。

2. 肿瘤表现为不规则、分叶状，信号不均匀，T1WI呈低信号，T2WI呈高信号，瘤周可见不完整包膜样低信号。增强扫描动脉期实质部分明显强化，静脉期消退明显，强化不均匀。见图3-28。

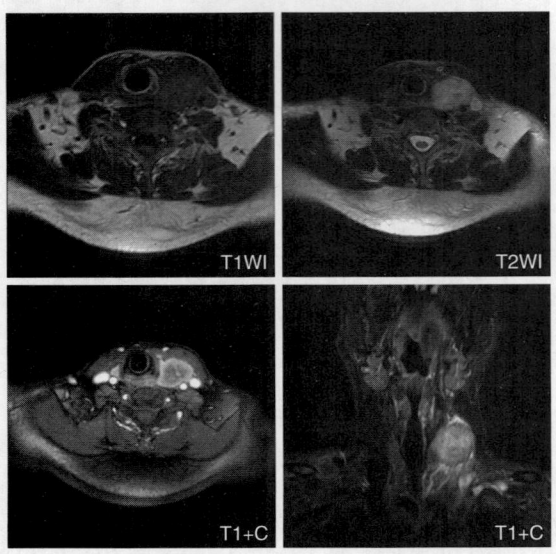

甲状腺左叶结节状T1WI等信号、T2WI高信号，信号不均匀，边界不清，增强扫描不均匀强化

图3-28 左侧甲状腺癌

3. 肿瘤对周围组织侵犯时，脂肪间隙消失，并可压迫、推压、侵犯气管，表现为气管壁呈锯齿状或气管腔内出现软组织占位。容易出现淋巴结转移（50%～75%），最常见转移部位为颈静脉周围淋巴结。

【鉴别诊断】

1. 甲状腺腺瘤：肿瘤MRI表现为边界清楚的类圆形影，可突出于腺体轮廓之外；在T1WI上腺体呈低信号或等信号，在T2WI上呈均匀高信号，增强扫描实性部分明显强化。

2. 单纯甲状腺肿：甲状腺对称性增大，多为T1WI低信号或等信号，T2WI不均匀高低混杂信号结节，增强扫描呈均匀轻度强化。

八、颈部常见疾病

（一）神经鞘瘤

【诊断与读片要点】

1. 神经鞘瘤是起源于胚胎期神经脊施万细胞的肿瘤，好发于20～40岁，常见于颈动脉间隙，肿瘤生长缓慢，沿神经干走向生长，多呈长椭圆形，有完整包膜。

2. 颈部神经鞘瘤常致颈内动脉向前外移位，肿块较小时T1WI为等信号，T2WI信号稍高；大肿块囊变区T1WI信号低，T2WI信号较高；增强扫描呈轻度强化，较大时仅周边的实性部分有强化，坏死区不强化。见图3-29。

3. 神经出入征是神经鞘瘤的特征性表现。

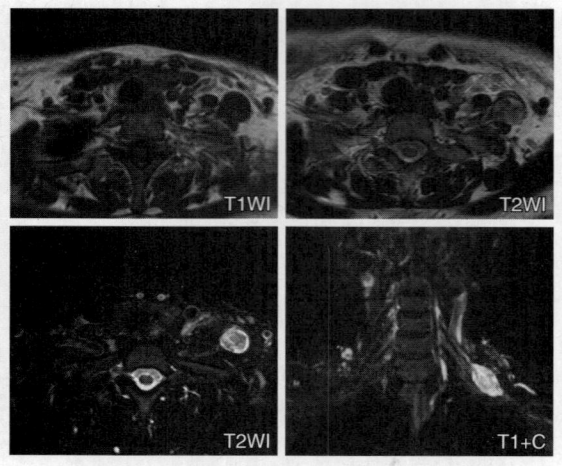

左侧锁骨上窝结节状T1WI低信号、T2WI高信号，形态规则，边界清楚，病灶与左侧臂丛神经关系密切

图3-29　左颈部神经鞘瘤

【鉴别诊断】

1. 鳃裂囊肿：大多位于舌骨水平，胸锁乳突肌上1/3前缘附近的囊状占位，呈T1WI低信号，T2WI

158

高信号，囊壁薄而清楚、光滑，增强扫描无强化。

2. 颈动脉体瘤：多位于下颌角前下方和胸锁乳突肌前面，平扫呈T1WI均匀中等、中等偏低信号，T2WI为高信号，可见血管流空信号，可见盐和胡椒征，增强扫描明显强化。

（二）淋巴瘤

【诊断与读片要点】

1. 淋巴瘤分为霍奇金淋巴瘤和非霍奇金淋巴瘤；颈部是淋巴瘤好发部位之一，发生率仅次于鳞癌。

2. 颈部结内淋巴瘤最常发生在颈静脉链及锁骨上区，结外淋巴瘤多侵犯咽淋巴环、鼻腔、甲状腺、喉部等。

3. MRI可见弥漫生长或以局部结节为主，T1WI多呈中到稍高信号，T2WI多呈稍高信号，病灶内部信号多均匀，很少发生坏死；增强扫描呈中度均匀强化。见图3-30。

【鉴别诊断】

1. 淋巴结结核：处于增殖期或肉芽肿期的淋巴结结核，病灶信号均匀，增强扫描呈明显强化；如处于干酪样坏死期，则表现为环形强化，淋巴结相互粘连、融合，周围脂肪间隙模糊。

2. 转移性淋巴结：主要表现为淋巴结圆形或类圆形肿大，MRI上中心坏死表现为长T1、长T2信

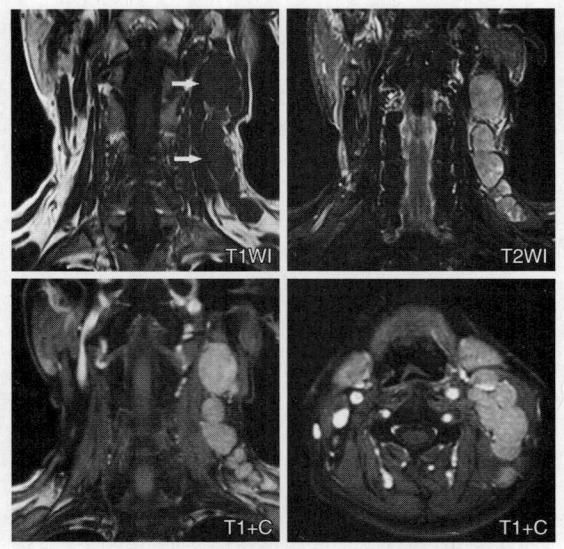

左颈部多发结节状T1WI低信号、T2WI高信号，形态不规则，边界清楚，增强扫描均匀强化

图3-30　左颈部淋巴瘤

号，增强扫描呈环形强化，转移性淋巴结多为薄壁环形强化。

（三）淋巴结结核

【诊断与读片要点】

1. 颈部淋巴结结核多见，占淋巴系统结核病的80%~90%；好发于青壮年及儿童，女性较男性多见。

2. 颈部淋巴结结核可分型为：Ⅰ型，结节型或肉芽肿型；Ⅱ型，受累淋巴结干酪样坏死；Ⅲ型，浸润型；Ⅳ型，脓肿型。

3. MRI上Ⅰ型表现为一侧或双侧一至多个淋巴结肿大，呈均匀长T1WI、长T2WI信号，增强扫描呈较明显均匀强化；Ⅱ型中央见大片干酪样坏死，淋巴结包膜未坏死，T1WI呈均匀稍低信号，T2WI呈不均匀高信号，即高信号的结节或团块中心可见更高信号的坏死区，增强扫描呈环形不均匀强化。

4. Ⅲ型淋巴结结构消失，中央大片融合干酪样坏死区，周边多表现为明显的淋巴结周围炎，增强扫描边缘环状强化，其周围脂肪间隙消失；Ⅳ型肿大的淋巴结中心软化，病变相互融合呈团块状，MRI表现为混杂信号，坏死区T2WI呈明显高信号，增强扫描呈不规则的环状强化，周围脂肪间隙消失。见图3-31。

【鉴别诊断】

1. 颈部淋巴结炎：慢性淋巴结炎多由口腔、鼻咽部慢性炎引起，受累淋巴结直径多为0.5~1.0 cm，而淋巴结结核直径多大于2.0 cm；化脓性淋巴结炎

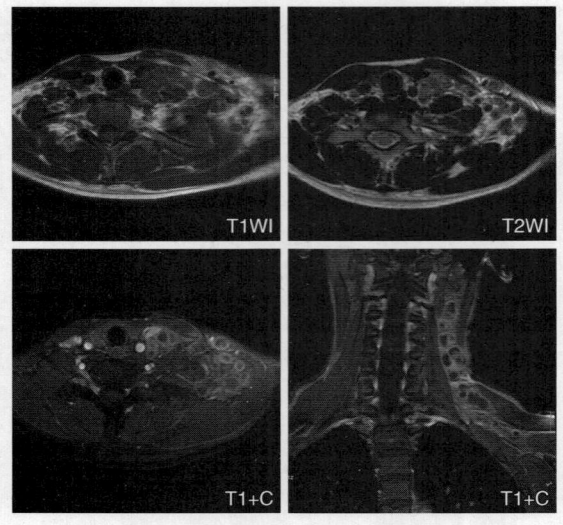

左颈部多发结节状T1WI低信号、T2WI高信号，形态规则，边界清楚，增强扫描呈环状强化

图3-31 颈部淋巴结结核

常为单发，环状均匀强化，壁厚，且无明显壁结节和钙化，而淋巴结结核常多发，可出现分隔状强化。

2. 转移性淋巴结肿大：患者多数年龄较大，有原发肿瘤，转移性淋巴结肿大多发于上颈部，多表现为环形强化。

（四）颈动脉体瘤

【诊断与读片要点】

1. 颈动脉体瘤是一种少见的发生在颈动脉体的化学感受器肿瘤，好发于50岁左右女性，一般为单侧性，一般位于颈总动脉分叉部。

2. 病灶MRI表现为颈动脉分叉部类圆形占位，T1WI呈等信号或稍高信号，T2WI呈混合高信号，其内可见血管流空信号；肿瘤边界一般比较清楚，部分或完全包绕局部颈总动脉、颈内动脉和颈外动脉，颈内、外动脉间距扩大，二者受压移位、变形甚至狭窄。见图3-32。

3. MRA能显示肿瘤滋养血管，对本病诊断有一定价值。

【鉴别诊断】

1. 迷走神经体瘤：偶尔位于颈动脉分叉平面，但中心位置相对较高，可生长到颅底区域，颈总动脉分叉常无扩大。

2. 神经源性肿瘤：常呈卵圆形，颈部大血管常受压向一侧移位，瘤内一般不会出现盐和胡椒征，没有流空信号，强化程度不及颈动脉体瘤。

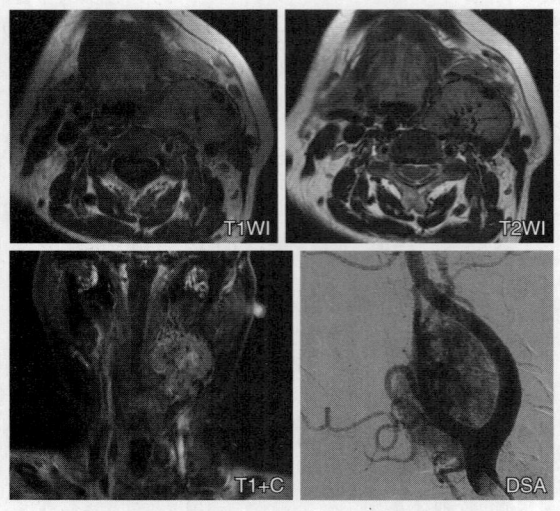

　　左颈部混杂信号肿块影，形态规则，边界清楚，以T1WI等信号、T2WI高信号为主，其内见迂曲流空血管影，增强扫描明显强化，DSA示病灶位于颈总动脉分叉处

图3-32　左侧颈动脉体瘤

一、循环系统MRI检查方法及信号特征

磁共振可以任意方位成像、无辐射，具有良好的时间和空间分辨率，能同时显示心脏结构和功能，因此被认为是心肌疾病诊断和功能结构评估的"金标准"。

心脏MRI包括心脏解剖成像（黑血）、心脏电影（亮血）、心肌标记成像、对比增强血管造影、心肌活性及灌注成像、磁共振波谱及冠状动脉造影等。MRI电影能观察心室壁的运动及左室收缩率的变化。心肌标记成像不仅可以观察区域性心肌收缩力的变化，而且还可以鉴别慢速血流和血栓。对比增强血管造影能从任何一个角度观察，无须心电门控和预饱和技术，尤其适用于较大范围体部血管包括肺动脉成像。心肌活性及灌注成像能评估心肌的微循环灌注情况，通过延迟扫描还能评估存活心肌。近年来，随着磁共振软硬件的快速发展，磁共振冠状动脉造影的时间及空间分辨率大大提升，但由于受到心脏搏动及呼吸运动伪影的干扰，目前磁共振冠状动脉造影的图像质量还难以达到CT血

管造影和DSA的水平，仅可以作为儿童、肾功能不全者或碘过敏者的替代检查方法。心脏MRS主要进行^{31}P的波谱分析，对心脏病（含缺血性心脏病）的早期诊断和功能代谢研究都具有重大意义。

心脏磁共振检查主要应用于：①心肌病变，包括各型原发性心肌病，急、慢性心肌梗死，高血压性心脏病，肺动脉高压等所致的心室肌肥厚等。②心脏肿瘤，包括心腔内、心壁内肿瘤，以及心脏肿瘤与心包、纵隔肿瘤的区别。③各种先天性心脏病，特别是复杂畸形。④各种大血管疾患，包括各种动脉瘤、主动脉夹层、大动脉炎以及各种大血管先天畸形和变异。⑤心包疾患，包括心包积液、缩窄性心包炎以及心包内占位性病变。

二、循环系统常见疾病的MRI诊断

（一）缺血性心肌病

【诊断与读片要点】

1. 缺血性心肌病是指由冠状动脉粥样硬化引起长期心肌缺血，导致心肌弥漫性纤维化，产生与原发性扩张型心肌病类似的临床综合征。

2. 急性心肌梗死表现为心肌水肿，T2WI压脂相呈斑片状高信号；心肌灌注异常，首过灌注呈片状充盈缺损影；延迟扫描见心内膜下心肌延迟强化或透壁性延迟强化。

3. 陈旧性心肌梗死表现：室壁区域性变薄；室壁节段性运动异常，可出现室壁运动减弱、消失或反向运动；首过灌注呈片状充盈缺损影；病变区域可见延迟强化。见图4-1。

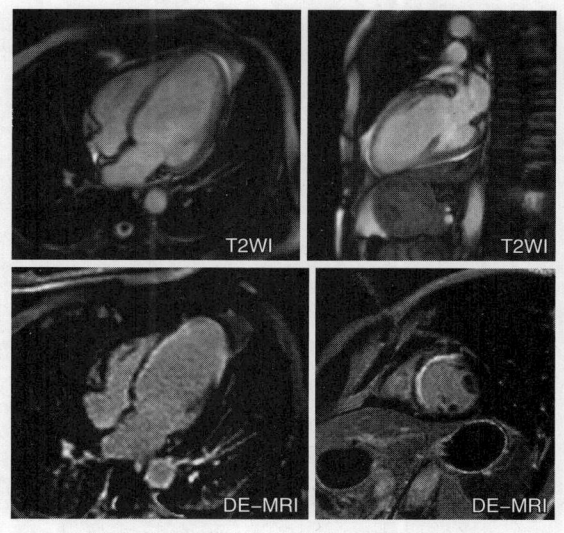

室间隔中远段、心尖部心肌菲薄，局部膨隆，增强扫描相应区域心肌明显、透壁性延迟强化

图4-1　缺血性心肌病

4. 并发症包括室壁瘤、附壁血栓等。

【鉴别诊断】

1. 扩张型心肌病：扩张型心肌病呈典型非缺血性增强，主要位于肌壁间或心外膜下心肌，呈点片状或线性强化，多位于室间隔，且不与任何冠状动脉的灌注区域吻合。

2. 心肌淀粉样变性：延迟强化主要表现为肌壁内弥漫且不均一的增强，因内膜下增强更明显，故室间隔部分常出现斑马征。

（二）肥厚型心肌病

【诊断与读片要点】

1. 肥厚型心肌病（HCM）是一种以心肌进行性肥厚、心室腔进行性缩小为特征，以左心室血液充盈受阻、舒张期顺应性下降为基本病理特点的原因不明的心肌疾病。根据左室流出道有无梗阻可将其分为梗阻型和非梗阻型两型。

2. 诊断标准：舒张末期最大室壁厚度≥15 mm（有家族史者≥13 mm）；肥厚室壁/正常室壁≥1.5；肥厚室壁收缩期增厚率降低；舒张顺应性降低；速度编码电影序列见左室流出道高速血流；二尖瓣跨瓣压差≥20 mmHg；见SAM征，即二尖瓣前叶收缩期前向运动。

3. 延迟强化可见弥漫性斑点状强化、局限性团块状强化（室间隔与游离壁连接处）、透壁性强化。见图4-2。

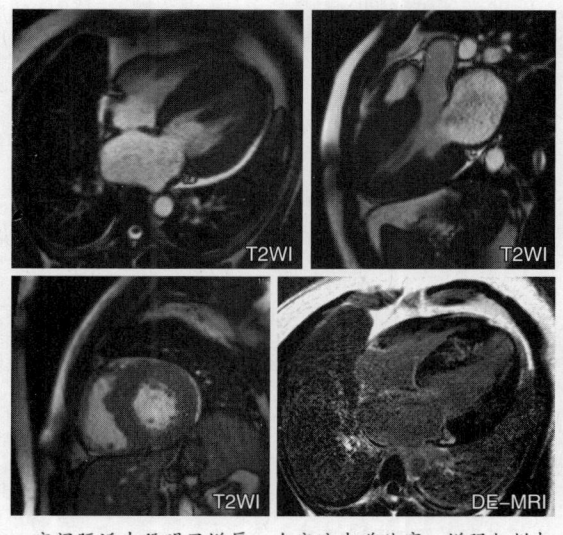

室间隔近中段明显增厚，左室流出道狭窄，增强扫描相应区域心肌散在斑片状延迟强化

图4-2　肥厚型心肌病

【鉴别诊断】

继发性心肌肥厚：见于高血压病、主动脉瓣狭窄及运动员生理性肥厚等。继发性心肌肥厚常为普

遍性增厚，肥厚程度多为轻中度，一般无左心室流出道狭窄，收缩期室壁增厚率正常。

（三）扩张型心肌病

【诊断与读片要点】

1. 扩张型心肌病（DCM）的特点是心室明显扩大，以左心室为主，伴有不同程度的心肌变薄，心室收缩功能减退。

2. MRI表现：左室或双室壁普遍变薄，室腔扩大；左室收缩及舒张功能减低；左室壁正常增厚梯度消失；左室壁过度小梁化。增强扫描可出现延迟强化，表现为类似冠心病的心内膜下或透壁性强化，或者肌壁间片状、线状强化。见图4-3。

【鉴别诊断】

缺血性心肌病：主要见与冠状动脉供血区域相对应的节段性室壁变薄，左心室前壁和心尖部为常见受累部位。

（四）限制型心肌病

【诊断与读片要点】

1. 限制型心肌病（RCM）是以心内膜及心内膜下心肌纤维化，引起心脏舒张期难以舒展及充盈受限，心脏舒张功能严重受损，而收缩功能保持正常或仅轻度受损的心肌病。

2. 典型表现：既无心肌肥厚，也无室腔扩张；

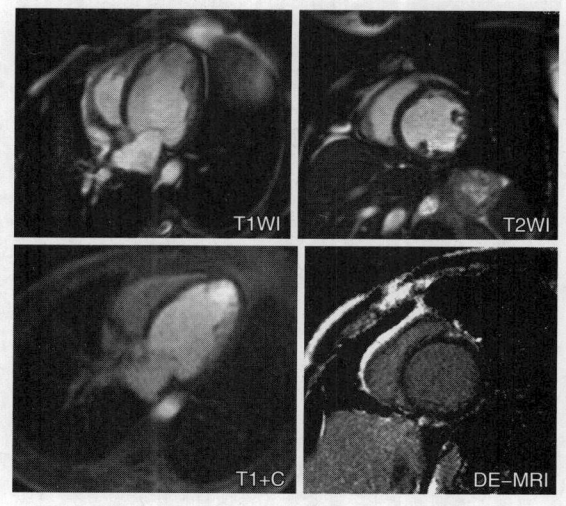

左室壁菲薄，室腔扩大，增强扫描左室心内膜下心肌线状延迟强化

图4-3　扩张型心肌病

双房高度扩张，可伴房室瓣反流；舒张功能明显降低，收缩功能可正常或稍低；以右室病变为主，可见右室流入道缩短，心尖闭塞。见图4-4。

【鉴别诊断】

缩窄性心包炎：心包增厚，室间隔呈"S"状弯曲，室间隔抖动，心房轻中度增大，而限制型心肌

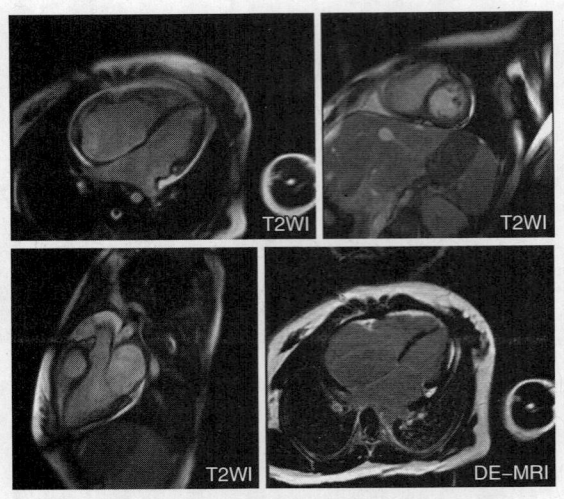

双侧心房明显扩大，右室流入道缩短

图4-4 限制型心肌病

病心包正常，左右心房高度增大。

（五）黏液瘤

【诊断与读片要点】

1. 黏液瘤为最常见的心脏原发性肿瘤，75%源于左心房，20%源于右心房，多位于卵圆窝附近，多有长短不一的蒂。

2. 瘤体内可有钙化、坏死、出血及囊变，瘤蒂有纤维组织和血管。

3. MRI电影序列显示心腔内充盈缺损，活动度较大。T1WI呈中等信号，T2WI呈略高信号，增强扫描蒂部强化，内部低或无强化，合并出血、钙化等有相应改变。见图4-5。

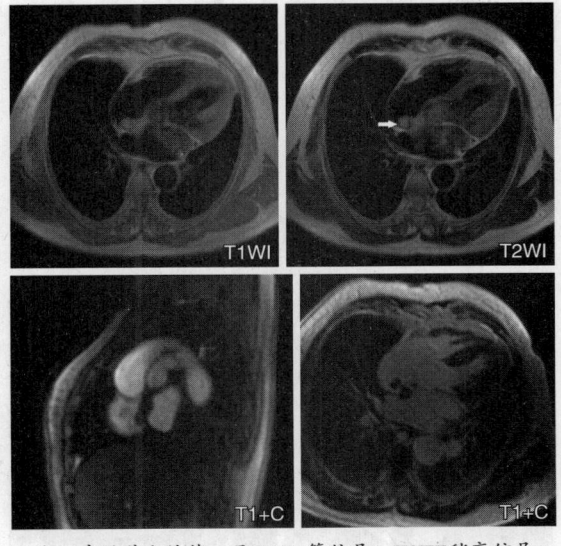

右心房附壁小结节，呈T1WI等信号、T2WI稍高信号，边界清楚，灌注扫描呈充盈缺损改变，延迟扫描无强化

图4-5　黏液瘤

【鉴别诊断】

血栓：多附于左心耳、左房后侧壁或心尖部，附着面宽，形态不规则，无明显活动，低信号为主，增强扫描无强化。

（六）心包积液

【诊断与读片要点】

1. 心包积液临床较常见，多见于渗出性心包炎及其他非炎症性心包病变，可分为漏出性和渗出性。

2. 表现为心包脏壁层间距增宽＞4 mm。心包积液随心脏收缩而流动，T1WI上出现流空效应，呈低信号，在MRI电影系列上表现为流动的高信号。见图4-6。

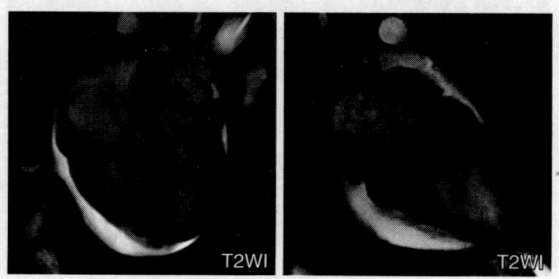

心包内环绕心脏T2WI高信号

图4-6　心包积液

3. 积液程度评价：舒张期心包脏壁层间距5~14 mm为少量心包积液，15~24 mm为中量心包积液，≥25 mm为大量心包积液。

【鉴别诊断】

正常心包滑液：正常心包腔内有少量滑液，但量极少，测量心包脏壁层间距<4 mm。

（七）主动脉夹层

【诊断与读片要点】

1. 主动脉夹层指主动脉腔内的血流通过内膜撕裂的破口进入主动脉壁中层而形成的血肿。急性突发的以剧烈胸痛为主要临床表现。

2. DeBakey分型：Ⅰ型夹层广泛，内膜撕裂口位于升主动脉，夹层累及主动脉弓或向远端扩展。Ⅱ型夹层内膜破口位置同Ⅰ型，但病变范围仅局限于升主动脉。Ⅲ型内膜破口位于降主动脉近端，并沿主动脉向远端扩展。

3. 受累主动脉增宽，黑血图像可见信号流空的真假腔和线状略高信号的内膜片；电影序列可动态显示真假腔和内膜片，真腔血流快，信号较高，假腔血流慢，信号较低，内膜片呈飘带状低信号。

4. 3D-MRA具有更高的空间分辨率和良好的对比度，是主动脉夹层最重要的检查序列。见图4-7。

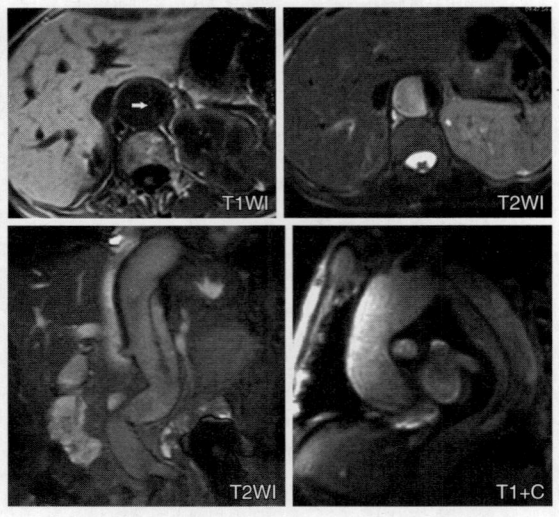

降主动脉内见线状T1WI等信号、T2WI低信号内膜片，将血管腔分隔为双腔

图4-7 主动脉夹层

【鉴别诊断】

搏动伪影：搏动伪影有时类似夹层样改变，但伪影一般会超出血管管腔的范围，而夹层会在连续多个层面都出现。

（八）主动脉瘤

【诊断与读片要点】

1. 主动脉瘤指局限性或弥漫性主动脉扩张，其管径大于正常主动脉1.5倍或以上。

2. 可分为真性动脉瘤及假性动脉瘤：真性动脉瘤指主动脉壁薄弱而外凸，假性动脉瘤指主动脉壁全层或部分破裂、出血，周围纤维包裹形成主动脉局限性向外膨突。

3. 动脉瘤腔内多数呈流空信号，囊状动脉瘤或混合型动脉瘤可出现湍流信号。结合脂肪抑制技术的T1WI及T2WI能够进一步评价瘤壁结构的组织特性，如动脉粥样硬化斑和附壁血栓。见图4-8。

三、纵隔常见疾病的MRI诊断

（一）胸内甲状腺

【诊断与读片要点】

1. 颈部甲状腺肿大经胸骨后延伸至上纵隔称为胸内甲状腺，胸内甲状腺多位于胸骨后方、气管旁和气管前方。

2. 肿块边缘清楚，可分叶，其上缘与颈部甲状腺相连，T1WI呈中等信号，T2WI呈高信号，增强扫描呈明显强化，可伴囊变或钙化，气管受压移位。

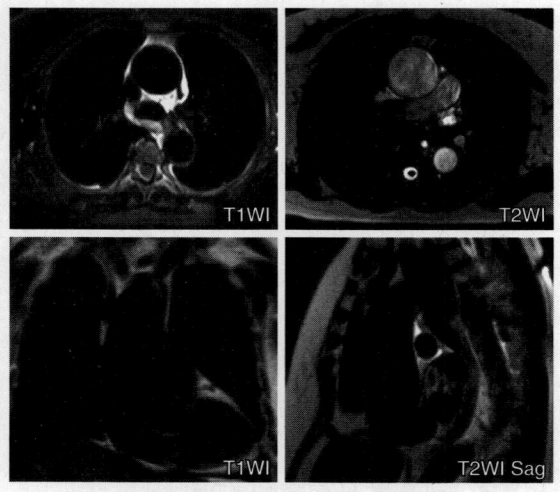

升主动脉明显扩张，相应主动脉壁菲薄

图4-8 升主动脉瘤

3. MRI矢状位能清楚显示胸内肿块与颈部甲状腺的关系。见图4-9。

（二）胸腺瘤

【诊断与读片要点】

1. 胸腺瘤为前纵隔最常见肿瘤，临床可伴有重症肌无力，根据是否侵犯包膜外可将其分为侵袭性胸腺瘤和非侵袭性胸腺瘤。

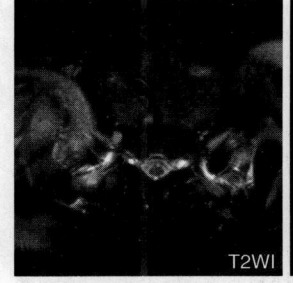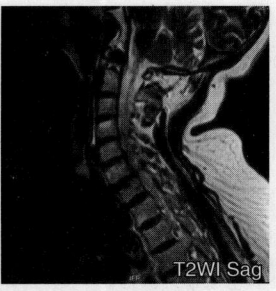

甲状腺体积明显增大，向下延伸到前上纵隔内

图4-9　右侧胸内甲状腺

2. 表现为圆形或类圆形实性肿块，边缘清楚，可伴有分叶，MRI信号较均匀，T1WI呈中等信号或略低信号，T2WI呈高信号；可出现囊变，表现为T1WI低信号、T2WI高信号，增强扫描轻中度强化。见图4-10。

【鉴别诊断】

1. 胸腺增生：儿童多见，双侧弥漫性增大并保持正常形态，信号均匀，激素治疗效果好。

2. 畸胎瘤：信号不均，呈混杂信号，内见脂肪及水样信号，增强扫描不均匀强化。

3. 淋巴瘤：多伴有纵隔及肺门淋巴结肿大，临床可有发热及浅表淋巴结肿大，对放疗敏感。

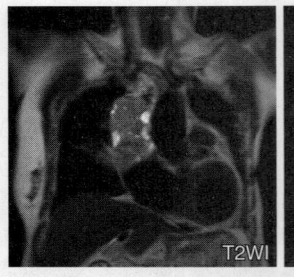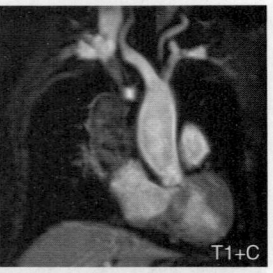

右前上纵隔占位，T2WI呈不均匀高信号，增强扫描实质部分中度强化

图4-10 胸腺瘤

（三）畸胎瘤

【诊断与读片要点】

1. 病理上分为囊性畸胎瘤和实性畸胎瘤。前者又称为皮样囊肿，含表皮及附件成分，后者通称为畸胎瘤，含脂肪组织、软骨、骨及牙齿成分，有一定恶性倾向。

2. 囊性畸胎瘤表现为单房或多房，可呈分叶状，边界清楚，信号不均，囊内水样信号，并见分隔，内含脂肪成分，大多数肿块T1WI呈低信号，T2WI呈高信号，含脂质较多时T1WI呈高信号。

3. 实性畸胎瘤信号不均匀，T1WI脂肪成分呈高信号，水样液体呈低信号，软组织成分为中等信

180

号，T2WI呈不均匀高信号，如边缘不清、毛糙，形态不规则。短期内迅速增大者，常提示恶变可能。见图4-11。

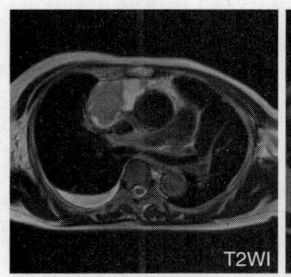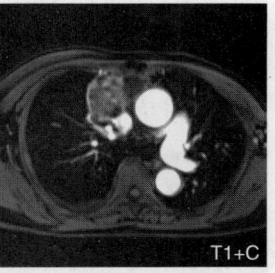

前纵隔占位，T2WI呈不均匀高信号，压脂相部分高信号减低，增强扫描不均匀强化

图4-11 前纵隔畸胎瘤

【鉴别诊断】

1. 胸腺脂肪瘤：T1WI、T2WI呈高信号，其内不伴水样信号，抑脂序列呈均匀低信号。

2. 胸腺瘤：呈圆形或类圆形，信号较均匀，部分伴有囊变，T1WI呈低信号、T2WI呈高信号，增强扫描呈轻中度强化，内不含脂质成分。

（四）淋巴瘤

【诊断与读片要点】

1. 临床表现为发热和全身浅表淋巴结肿大，压迫气管时可引起呼吸困难。

2. MRI表现为纵隔内一侧或双侧单个或多组淋巴结肿大，且融合呈团块状，信号不均匀，T1WI呈中等信号，T2WI呈高信号；增强扫描轻中度强化。

3. 邻近大血管受压、移位，气管受压。侵犯胸膜和心包时可引起胸腔及心包积液，胸膜多发结节。对放疗敏感。见图4-12。

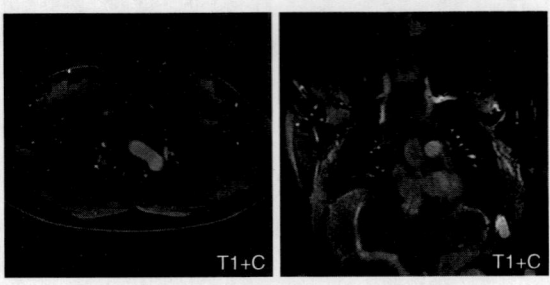

前、中纵隔内多结节融合状肿块影，形态不规则，边界欠清，增强扫描轻度强化

图4-12 非霍奇金淋巴瘤

【鉴别诊断】

1. 结节病：表现为纵隔、双肺门及气管隆嵴下淋巴结肿大，常对称分布，中青年好发，临床症状不明显，可伴有皮下结节。

2. 纵隔淋巴结结核：肺部可有结核灶，多单侧肺门或纵隔分布，可伴液化坏死，T1WI呈低信号、T2WI呈高信号，增强扫描呈环状强化。

（五）神经源性肿瘤

【诊断与读片要点】

1. 神经源性肿瘤多位于后纵隔脊柱旁沟，部分病例可有背痛。

2. 表现为后纵隔脊柱旁圆形或类圆形肿块，也可呈椎管内外跨越椎间孔的哑铃状肿块，肿块边缘清楚、光滑，T1WI呈中等信号或稍低信号，T2WI呈高信号，神经纤维瘤信号较均匀，神经鞘瘤易发生囊变而信号不均，增强扫描明显均匀性强化。常合并同侧椎间孔扩大、椎弓根吸收及肋骨骨质破坏。见图4-13。

【鉴别诊断】

1. 食管外生性平滑肌瘤：根据肿块与食管及椎管的关系方可鉴别，不伴同侧椎间孔扩大、椎弓骨质吸收。

2. 食管裂孔疝：与胃、食管相连，最大径在上下方向，与椎间孔没有关系，其内信号混杂。

（六）心包囊肿

【诊断与读片要点】

1. 临床多无症状，常体检发现，右侧心膈角区较左侧多见。

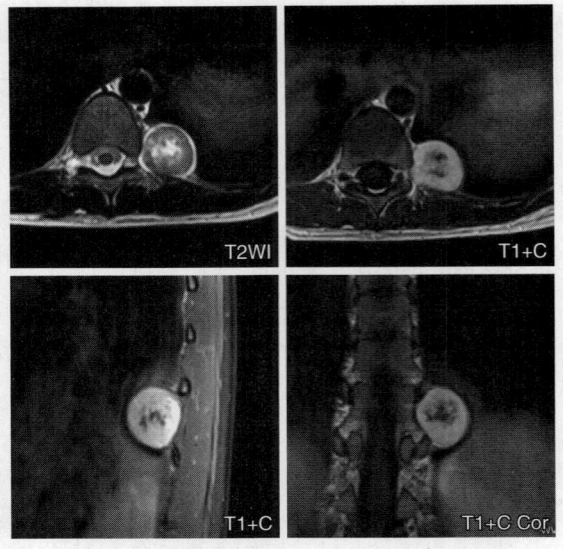

左侧脊柱旁类圆形占位，T2WI稍高信号，内见少许囊变，增强扫描实性成分明显强化

图4-13 左后纵隔神经源性肿瘤

2. 表现为紧贴心包的泪滴状异常信号，T1WI呈低信号、T2WI呈高信号，信号均匀，囊内蛋白含量较高时，则为T1WI高信号，增强扫描无强化。见图4-14。

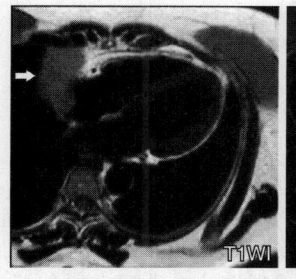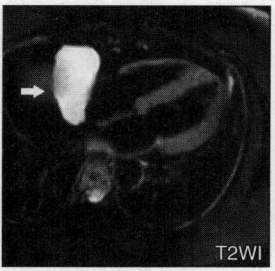

右侧心膈角区占位，T1WI稍低信号、T2WI呈液性高信号，边界清楚

图4-14 心包囊肿

【鉴别诊断】

畸胎瘤：位于前中下纵隔，信号不均，呈混杂信号，内见脂肪及水样信号，增强扫描不均匀强化。

第五章　乳　腺

一、乳腺MRI检查方法

MRI软组织分辨率高、无辐射，且可以任意方位成像，对乳腺良恶性病变的鉴别具有重要价值，已成为乳腺检查的重要补充方法。乳腺MRI包括常规平扫、动态增强、弥散成像（DWI）及波谱（MRS）等。常规成像包括T1WI序列、脂肪抑制T2WI、动态增强检查、弥散加权成像（DWI）、MR波普成像（MRS）。

动态增强是对病变增强后的连续动态观察，通过时间-信号强度曲线有助于乳腺良恶性病变的鉴别。通常将时间-信号强度曲线分为上升型、平台型及下降型。DWI是观察活体水分子微观运动的成像方法，能检测出与组织的含水量改变有关的形态学及生理学的早期改变。MRS是检测活体内代谢和生化信息的一种无创技术，乳腺H^1-MRS主要观察胆碱的含量，其峰值位置在3.2 ppm。

二、乳腺常见疾病的MRI诊断

（一）乳腺炎

【诊断与读片要点】

1. 乳腺炎多见于产后哺乳期妇女，致病菌多为金黄色葡萄球菌，血象升高，抗生素治疗有效，急性乳腺炎治疗不及时可以发展为慢性乳腺炎和脓肿，并可溃破形成窦道。

2. 典型症状：发热，患乳肿大，患处皮肤发红、发热，触之疼痛，可合并同侧腋窝淋巴结肿大。

3. 病变常累及一个或几个乳腺小叶或全乳，呈片状T1WI低信号、T2WI高信号，信号不均，边缘不清；皮下脂肪可受累表现为水肿、增厚；病变区域血管增粗增多；增强扫描病变呈轻度至中度强化，并呈延迟性强化，时间-信号强度曲线多呈上升型。

4. 合并脓肿可见病变区多个类圆形异常信号，T1WI呈低信号，T2WI呈高信号，DWI呈高信号，增强扫描呈环形强化，壁较厚，内壁较光滑，无明显壁结节。见图5-1。

【鉴别诊断】

1. 炎性乳腺癌：临床无发热，血象不高；常发

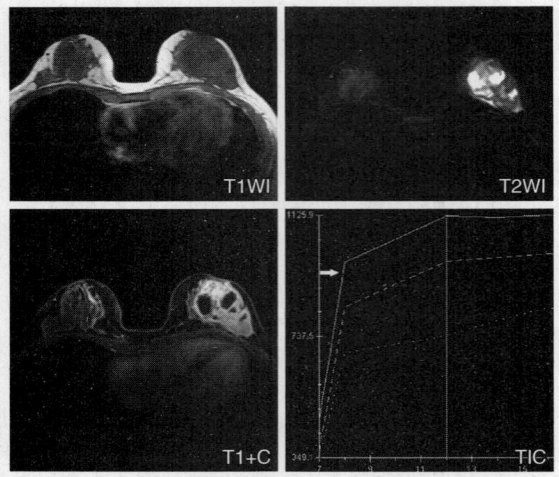

左乳团片状T1WI低信号、T2WI高信号，边界欠清，其内见液化坏死区，增强扫描实性成分明显强化，时间-信号强度曲线呈上升型

图5-1　左侧乳腺炎

生于乳腺中央区；皮肤增厚，在乳房下部多见；抗生素治疗无效；囊变病变壁不规则增厚，可见壁结节；增强扫描快速强化，然后迅速下降，时间-信号强度曲线多呈下降型。

2. 乳腺良性肿瘤：乳腺良性肿瘤呈类圆形，边缘光滑、清晰，增强扫描呈类圆形不均匀强化，

DWI呈较低信号。

（二）乳腺增生

【诊断与读片要点】

1. 乳腺增生为女性乳腺最常见病，好发于中老年已生育女性，是乳腺结构在雌激素、孕激素周期性刺激下增生与退化的过程。

2. 临床症状为与月经周期有关的乳腺胀痛、乳腺多发结节，发病区域以中央区及外上象限为主。

3. T1WI呈低信号或中等信号，T2WI呈高信号，乳腺纤维囊性改变是乳腺增生最常见表现，囊肿呈类圆形，边缘光滑清晰，T1WI呈低信号，T2WI呈高信号。

4. 增强扫描增生腺体组织表现为多发或弥漫性小片状、大片状轻度至中度渐进性强化，强化程度与增生的严重程度成正比，囊肿无强化。见图5-2。

【鉴别诊断】

浸润型乳腺癌：乳腺癌多位于乳腺外上象限，呈类圆形或不规则形，边界不清，伴毛刺征象，DWI示肿块弥散受限。增强扫描乳腺癌呈明显不均匀强化，动态增强时间-信号强度曲线呈下降型，MRS可见胆碱峰升高。

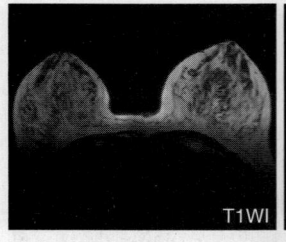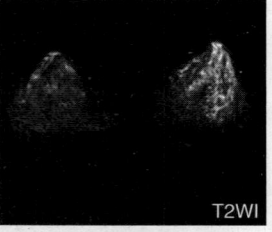

T1WI　　　　　T2WI

双乳信号明显不均匀，散在条片状T1WI低信号、T2WI高信号，边界不清

图5-2　乳腺增生

（三）乳腺囊肿

【诊断与读片要点】

1. 本病为乳腺常见良性病变，为小乳腺导管高度扩张而形成囊肿，多见于40岁左右，位于乳晕区外的乳腺周边部位，触之囊性感，能自由推动。

2. 单侧多见，病变可单发或多发，呈类圆形，边缘光滑、锐利。

3. T1WI呈明显低信号，T2WI呈明显高信号，囊壁菲薄、光滑，囊壁不厚，无壁结节，与周围腺体分界清晰；增强扫描示病变无强化。见图5-3。

【鉴别诊断】

1. 纤维腺瘤：呈类圆形，大者可轻度分叶，T1WI信号较囊肿高，T2WI信号较囊肿低，纤维成

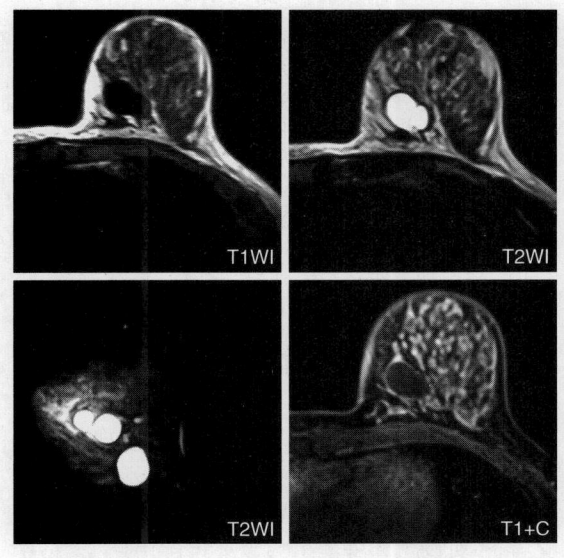

左乳多发囊状T1WI低信号、T2WI高信号，形态规则，边界清楚，增强扫描无强化

图5-3 左乳多发性乳腺囊肿

分多呈低信号，增强扫描呈渐进性强化。

2. 脓肿：临床有感染症状，血象增高，病变周围可见斑片状异常信号，脓肿壁厚薄不均，增强扫描脓肿壁较明显强化，邻近皮肤可增厚。

（四）乳腺纤维瘤

【诊断与读片要点】

1. 乳腺纤维瘤为乳腺最常见的良性肿瘤，多见于发育良好的青春期乳腺中。

2. 多无意中发现，无痛性肿块，可有轻度疼痛，临床触诊可及类圆形、边缘光滑、活动性肿块，多为单发，亦可为多发，也可在双侧乳腺内同时发生。

3. T1WI呈低信号、中等信号，T2WI呈较高信号，可见低信号纤维分隔，纤维成分多者可为低信号，信号均匀一致；动态增强，渐进性均匀强化，或离心样强化，时间-信号强度曲线呈上升型。见图5-4。

【鉴别诊断】

1. 乳腺癌：发病年龄多在35岁以上，多位于乳腺外上象限，边缘不规则，有毛刺，可伴皮肤增厚，DWI示肿块弥散明显受限；动态增强时间-信号强度曲线呈下降型，呈向心样强化。

2. 囊肿：类圆形，边缘光滑清晰，呈水样信号；T1WI呈明显低信号，T2WI呈明显高信号，增强扫描无强化。

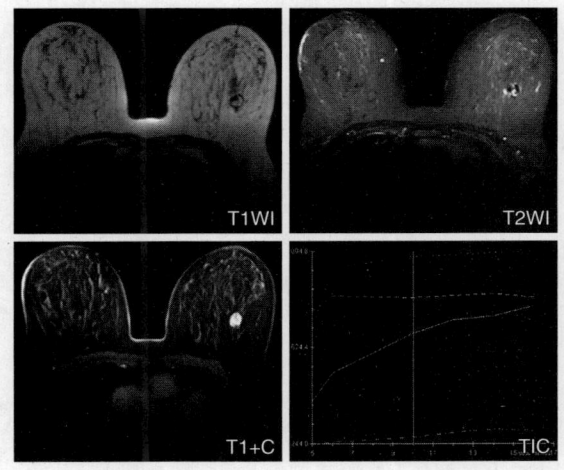

左乳外下象限结节影，T1WI稍高信号、T2WI高信号为主，内伴线状低信号，增强扫描较明显强化，时间–信号强度曲线呈上升型

图5-4　左乳纤维瘤

（五）乳腺癌

【诊断与读片要点】

1. 乳腺癌为女性常见恶性肿瘤，好发于绝经期前后妇女，症状为乳房肿块、疼痛，乳头溢液，乳头回缩，皮肤呈橘皮样变。

2. 好发于乳腺外上象限；呈类圆形或不规则

形；T1WI呈低信号，T2WI呈不均匀较高信号，DWI呈高信号，病变边缘不光滑，边界不清，有毛刺、放射状改变，与周围结构分界不清，邻近皮肤增厚、凹陷，腋窝可见淋巴结肿大。

3. 增强扫描呈明显不均匀强化，典型的动态增强时间-信号强度曲线呈下降型：快速升高且快速降低，呈向心样强化（由边缘强化向中心渗透）。

4. MRS可见胆碱峰明显升高。见图5-5。

【鉴别诊断】

纤维腺瘤：多发生于40岁以下，无明显症状，肿块圆形，边缘光滑、锐利，增强扫描呈渐进性均匀强化，或离心样强化，动态增强时间-信号强度曲线呈上升型。

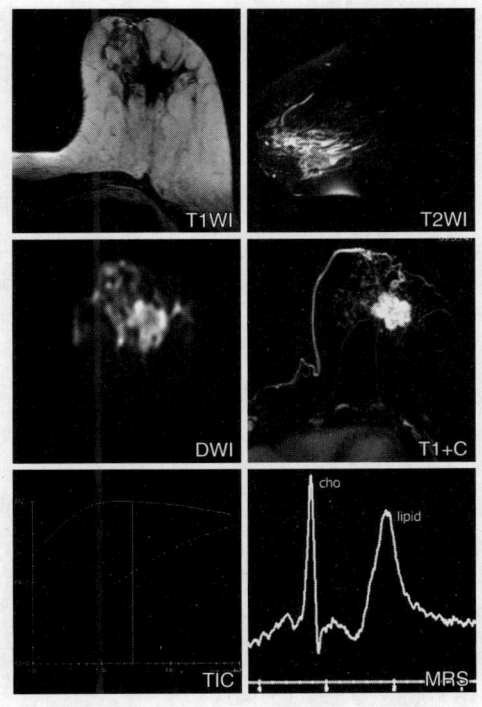

左乳外下象限肿块，T1WI稍低信号、T2WI稍高信号、DWI呈高信号，分叶状，边界不清，可见分叶及毛刺，增强扫描明显强化，周围见增粗迂曲血管，时间-信号强度曲线呈下降型，MRS见胆碱峰明显升高

图5-5 乳腺癌

第六章 消化系统

一、消化系统的MRI检查方法

随着软、硬件的发展，MRI在腹部的应用价值越来越受到重视。很多疾病，尤其是腹部实质脏器的疾病，MRI检查已经成为其定位、定性诊断及手术计划制定的金标准。实质脏器MRI检查常规包括：T1WI、压脂相T2WI、同反相位T1WI、稳态自由进动成像（FIESTA或FISP）、增强扫描（包括常规增强及肝细胞特异性增强）以及MR水成像等。

MR消化道检查开展不如其他部位成熟，但随着技术的发展、经验的增多，MR检查越来越广泛地应用于胃肠道，MR对于胃肠道的肿瘤显示良好，可以准确地评估肿瘤的范围及其与周围组织的分界关系、淋巴结是否转移等，帮助TNM分期，提供治疗效果参考。近年MR腔内线圈的发展，开辟了MR胃肠道检查的新方向。

MR肠道检查包括腹部的平扫、增强，肠道的造影检查等方法。肠道造影需进行肠道准备，以排除肠道粪便的影响。口服对比剂，使肠道充盈，使肠壁显示良好，有助于肠道病变的检出。造影前一天喝聚乙二醇（PEG）稀释溶液4000 mL，可清洁肠道。检查前充盈肠道的方法：扫描前30 min口服肠道充盈混合液1000～2000 mL，每1000 mL混合液由复方PEG电解质散溶于1000 mL温水中配制而成；扫描前10 min肌肉注射东莨菪碱注射液20 mg。

二、胃肠道病变

（一）胃癌

【诊断与读片要点】

1. 胃癌是我国最常见的恶性肿瘤之一，好发年龄在40～60岁，可发生于胃的任何部位，以胃窦、胃小弯及贲门区多见。

2. MRI表现为胃壁局限性增厚，胃内菜花状结节突起等，T1WI及T2WI呈等信号，增强扫描较明显强化。肿块较大时可发生囊变、坏死，邻近脂肪间隙常受累。见图6-1。

3. MRI检查有助于对肿瘤进行分期、制定治疗计划及评估疗效。肿瘤分期：Ⅰ期，限于腔内肿块，胃壁无增厚，无邻近及远处扩散；Ⅱ期，胃壁厚超过1 cm，但病变未超出胃壁；Ⅲ期，胃壁增厚，侵犯邻近器官，但无远处转移；Ⅳ期，远处转移。

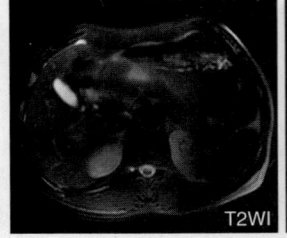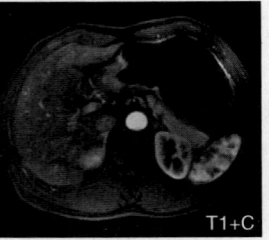

胃窦壁局限性增厚，增强扫描明显强化，局部胃腔狭窄，周围脂肪间隙模糊

图6-1　胃窦癌

【鉴别诊断】

胃淋巴瘤：范围广，坏死、囊变少，可引起胃腔不规则狭窄、变形，但胃腔可有伸展性，黏膜受累轻。

（二）小肠淋巴瘤

【诊断与读片要点】

1. 小肠淋巴瘤起源于肠壁黏膜下淋巴组织，多累及回肠。多为非霍奇金淋巴瘤，可节段性分布，亦可散在分布。

2. 临床症状可有腹痛，呈持续性钝痛，可伴发热。

3. MRI表现为肠壁节段性较均匀增厚，T1WI、T2WI呈等信号，信号均匀，增强扫描呈轻中度强化；可引起肠道狭窄，继发肠梗阻等。见图6-2。

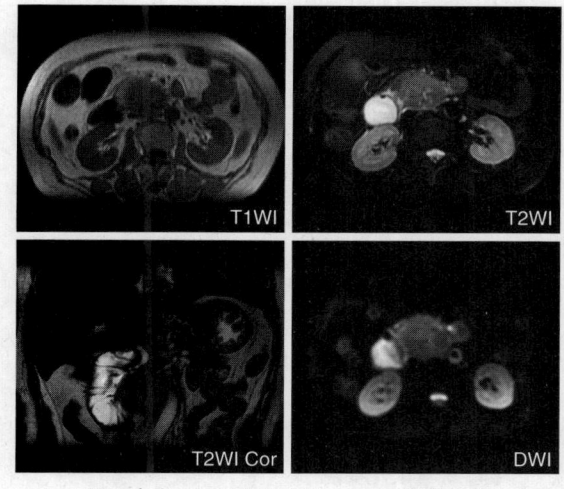

十二指肠升段T1WI稍低信号、T2WI稍高信号占位、DWI呈较高信号，信号均匀，管腔明显变窄

图6-2　小肠淋巴瘤

【鉴别诊断】

克罗恩病：肠腔狭窄呈偏心性，可有回盲瓣狭窄，结肠周围常见脂肪纤维增生，常可见瘘管，病变范围肠段可缩窄。

（三）间质瘤

【诊断与读片要点】

1. 胃肠道间质瘤为起源于胃肠道间叶组织的

肿瘤，占消化道间叶肿瘤的大部分。常见症状有腹痛、包块、消化道出血及胃肠道梗阻等。

2. MR平扫肿瘤多呈圆形或类圆形，少数呈不规则形。T1WI、T2WI呈等信号，良性间质瘤多小于5 cm，信号均匀，边缘锐利；恶性者多大于6 cm，边界不清，与邻近器官粘连，可呈分叶状，密度不均匀，中央极易出现囊变和出血。增强扫描实变明显强化，与胃肠道壁呈宽基底相连。见图6-3。

【鉴别诊断】

神经鞘瘤：多发于腹膜后，易发生囊变，增强扫描实质部分较明显强化，与肠道关系不密切。

（四）克罗恩病

【诊断与读片要点】

1. 克罗恩病为胃肠道慢性非特异性肉芽肿性炎性病变，好发于青壮年，与遗传、感染、自身免疫有关。

2. 可发生在口腔至肛门的消化道任何部位，以末端小肠及结肠最多见，病理表现为胃肠道纵行溃疡，肠壁全层呈非干酪性肉芽肿性炎。

3. 典型临床症状为腹痛、腹泻，可有发热症状。

4. MRI常表现为T1WI、T2WI等信号，增强扫描较明显均匀强化；病变呈不连续、不对称、不均

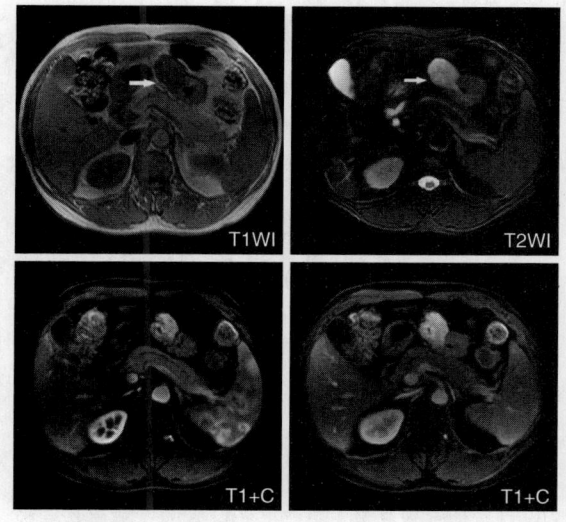

胃体小弯侧类圆形T1WI低信号、T2WI高信号，形态规则，边界清楚，增强扫描明显强化

图6-3　胃间质瘤

匀分布，常累及回肠、右半结肠或弥漫分布，回盲瓣可见狭窄，结肠周围常见脂肪纤维增生，常可见瘘管，病变范围肠段可缩窄。见图6-4。

【鉴别诊断】

溃疡性结肠炎：病变分布呈连续性、对称性、较均匀，常发生于左半结肠或弥漫分布，可累及直

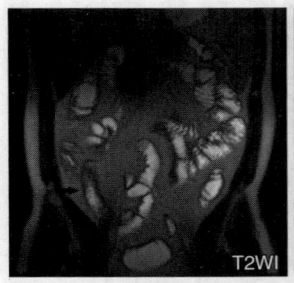
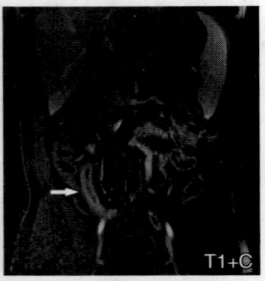

回肠末段管壁增厚、表面毛糙，增强扫描较明显强化

图6-4　小肠克罗恩病

肠，不累及回盲瓣。

（五）直肠癌

【诊断与读片要点】

1. 本病为发生于直肠的恶性肿瘤，是胃肠道常见的恶性肿瘤之一，发病率仅低于胃癌，男性发病略高，多为腺癌。早期肿瘤局限于黏膜和黏膜下层，且无淋巴结转移，中、晚期病变均已侵及肌层以下。

2. MRI表现为直肠肠壁局限性或弥漫性增厚和肿块形成，T1WI为中等偏低信号，出血时可见高信号，T2WI呈较高信号，增强扫描病变不规则明显强化。见图6-5。

3. MRI检查的价值在于发现病变，观察癌肿与邻近组织的关系，了解病变对黏膜、黏膜下的侵

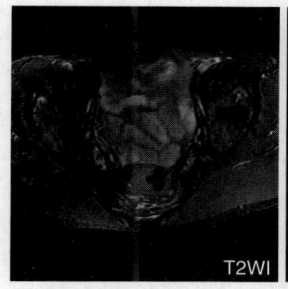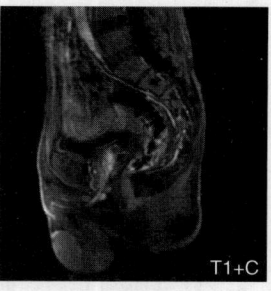

直肠壁局限性增厚，呈软组织块影，增强扫描不均匀、明显强化，周围脂肪间隙模糊不清

图6-5 直肠癌

犯情况，以及局部有无淋巴结转移、其他脏器有无转移。

【鉴别诊断】

肠道炎性病变：炎性病变累及肠管范围广，不成肿块样改变，黏膜规则，浆膜面完整，周围结构侵犯表现为广泛水肿。

三、肝脏病变

（一）脂肪肝

【诊断与读片要点】

1. 由于各种原因导致的肝脏脂肪代谢功能异常，引起脂肪在肝细胞内存积，称为脂肪肝，也称为脂肪变性、脂肪浸润。分为弥漫性脂肪肝和局灶性脂肪肝，局灶性脂肪肝常发生在肝脏的叶或段、亚段及肝门附近。

2. 弥漫性脂肪肝常规MR扫描多表现为正常，局灶性脂肪肝在T1WI、T2WI呈边界不清、淡薄的稍高信号，抑脂序列高信号消失。

3. 化学位移同反相位成像是诊断脂肪肝的特异性序列，脂肪肝在同相位上呈高信号，在反相位上呈低信号，其内信号均匀，胆管、血管走行自然。见图6-6。

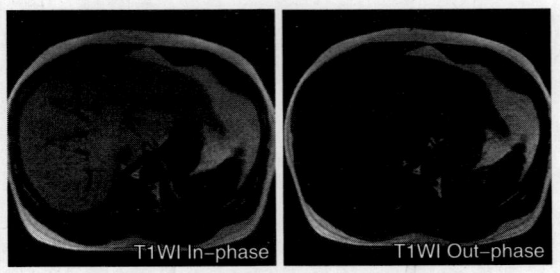

肝脏体积增大，肝实质信号均匀，反相位较同相位信号明显减低

图6-6 脂肪肝

【鉴别诊断】

局限性脂肪肝与肿瘤性病变的鉴别：肿瘤性病

变血供异常，可见分布异常的血管，局限性脂肪肝增强扫描则显示无异常血供。

（二）肝硬化、门静脉高压

【诊断与读片要点】

1. 肝硬化是各种原因引起的肝组织纤维化病变，表现为弥漫性小叶结构破坏，肝细胞坏死，正常肝细胞再生成假小叶。

2. 肝脏缩小，肝裂增宽，肝叶比例失调，肝脏轮廓不光整、呈波浪状改变。

3. MRI上肝实质信号可均匀或不均匀，肝硬化再生结节T1WI呈等信号或稍高信号，T2WI呈等信号或稍低信号，增强扫描动脉期肝实质强化不均匀，门脉期结节与肝实质呈等信号。见图6-7。

4. 常合并门静脉高压，周围侧支循环生成，食管下段、胃底静脉迂曲扩张，脾大，腹水生成。

【鉴别诊断】

小肝癌：肝硬化再生结节需要与小肝癌鉴别，增强扫描肝硬化再生结节呈均匀强化，而小肝癌结节病灶呈"快进快出"表现。

（三）肝囊肿

【诊断与读片要点】

1. 肝囊肿是肝脏内最常见的良性占位。肝囊肿分为单纯性肝囊肿、多囊肝。单纯性肝囊肿可单

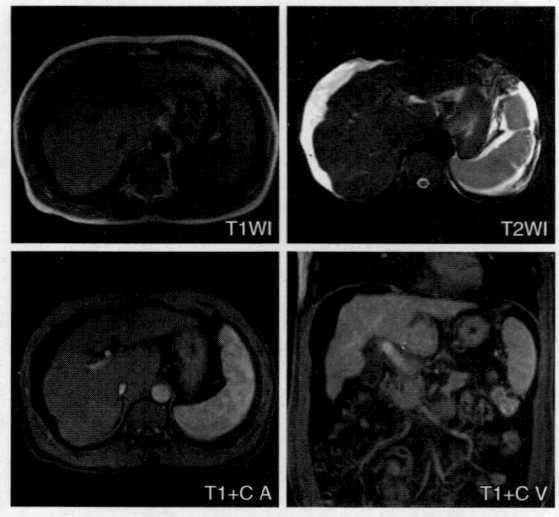

肝脏体积缩小，肝裂增宽，表面呈波浪状，增强扫描均匀强化，门静脉显示增粗

图6-7 肝硬化、门静脉高压

发、多发，多囊肝则常合并肾脏等其他脏器囊肿。

2. MRI上肝囊肿表现为边界清楚的类圆形占位，呈均匀液性信号，T1WI呈低信号，T2WI呈高信号，DWI呈低信号，增强扫描无强化。见图6-8。

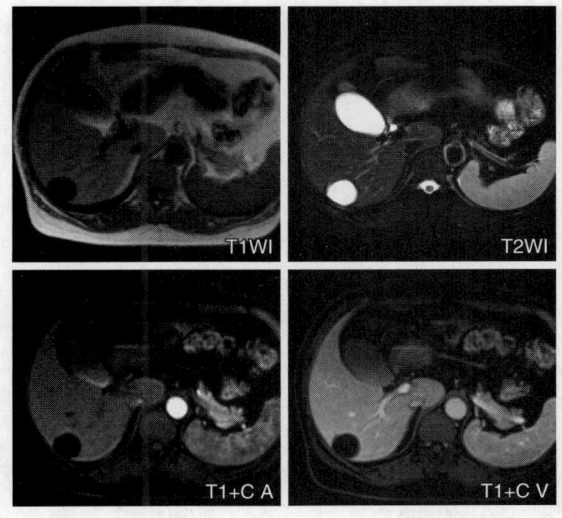

　　肝右叶后下段囊状T1WI低信号、T2WI高信号，形态规则，边界清楚，增强扫描无强化

图6-8　肝囊肿

【鉴别诊断】

　　1. 肝脓肿：脓腔在T1WI上呈均匀或不均匀的低信号，在T2WI上呈高信号，T1WI脓肿壁信号强度高于脓腔、低于肝实质，呈晕环征，增强扫描呈环状强化。

　　2. 先天性肝内胆管扩张：肝内胆管多发囊状扩

张，可见囊与囊之间有小胆管相连。

（四）肝脓肿

【诊断与读片要点】

1. 肝脓肿以细菌性、阿米巴性肝脓肿常见，为肝组织的局限性化脓性炎症。脓肿多位于肝右叶，表现为肝大、肝区疼痛，一般有明显寒战、高热。

2. 脓肿多为单房，少数为多房；急性期与周围肝组织分界不清，慢性期与周围界线清楚。

3. T1WI呈不均匀低信号，脓肿壁信号略高于脓腔、低于周围肝实质，周围水肿带呈低信号；T2WI呈高信号，脓肿壁呈低信号，周围水肿带呈高信号，类似靶征。增强扫描脓肿壁均匀、明显、持续强化，脓腔及周围水肿带无强化。脓肿腔内可出现气体。见图6-9。

【鉴别诊断】

1. 胆管细胞癌：平扫时肿块T1WI呈低信号、T2WI呈略高信号，增强扫描动脉期无强化或边缘强化，门脉期及平衡期可见持续性中度强化，并多伴有肝内胆管扩张。

2. 囊性转移瘤：转移瘤一般多发，有原发病灶，周围水肿程度低于肝脓肿，T2WI呈高信号，但一般低于肝脓肿的液化坏死。

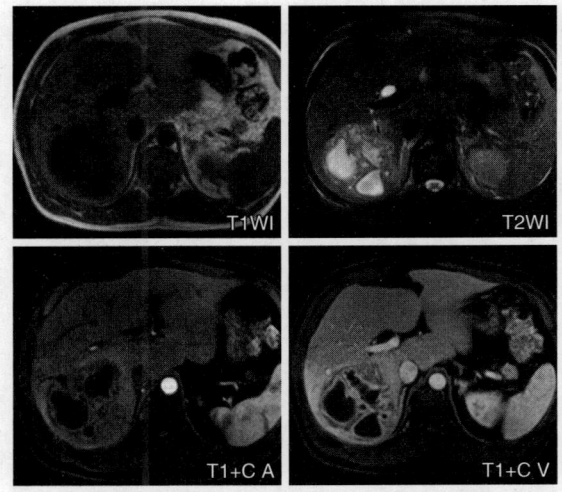

肝右后叶囊实性占位，以T1WI低信号、T2WI高信号为主，内见液化坏死，周围见少许水肿带，增强扫描呈多房环形强化

图6-9　肝脓肿

（五）肝海绵状血管瘤
【诊断与读片要点】

1. 肝海绵状血管瘤为肝脏常见良性肿瘤，多为单发。

2. 病灶呈类圆形、边界清楚，T1WI呈低信号，T2WI呈明显高信号，且随着TE的延长，信号增高明显，称灯泡征。增强扫描动脉期病灶周围呈环状或结节状强化，逐渐向中心充填，延迟期呈高信号或等信号，为血管瘤典型表现；较大病灶内可见纤维瘢痕组织，增强扫描无强化。见图6-10。

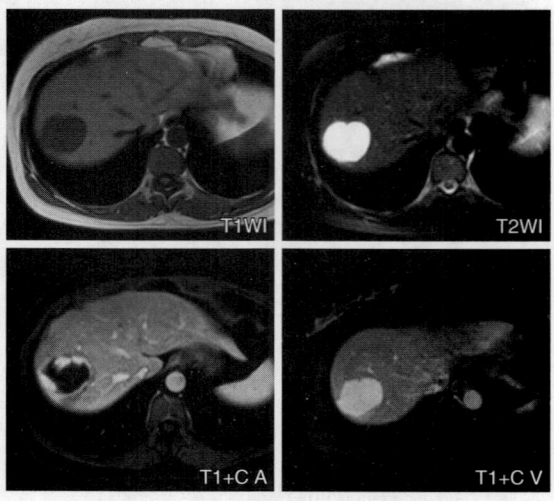

肝右后叶上段类圆形T1WI低信号、T2WI高信号，形态规则，边界清楚，增强扫描动脉期边缘结节状强化，延迟期均匀明显强化

图6-10　肝海绵状血管瘤

【鉴别诊断】

1. 肝细胞肝癌：常有慢性乙型肝炎、肝硬化

病史，肿块轮廓不规则，平扫时T1WI呈稍低信号或等信号，T2WI呈稍高信号，增强扫描动脉期明显强化，门脉期及平衡期病灶信号强度明显降低，与血管瘤强化方式相反。

2. 肝脏局灶性结节增生（FNH）：肿块在T1WI、T2WI上均呈等信号，而血管瘤在T2WI上呈明显高信号，增强扫描FNH动脉期明显强化，肿块内的中心瘢痕延迟期强化为其特征性表现。

（六）肝腺瘤

【诊断与读片要点】

1. 肝腺瘤为肝脏良性肿瘤，口服避孕药的年轻女性发病率较高，多无临床症状，少数有腹部包块和轻微腹痛。多为单发的类圆形结节，有完整包膜，边界清楚，肿瘤巨大时可破裂、出血。

2. MRI表现为边界清楚的类圆形结节，T1WI呈略低信号或略高信号，T2WI呈略高信号，病灶信号一般较均匀，伴有脂肪浸润和坏死时信号不均匀，增强扫描动脉期明显强化，门脉期及延迟期强化消退呈等低信号。

3. 周围肝组织可见条片状脂肪变性，增强扫描有时可见包膜下的供血动脉，延迟期包膜显示清楚，呈相对稍高信号。见图6-11。

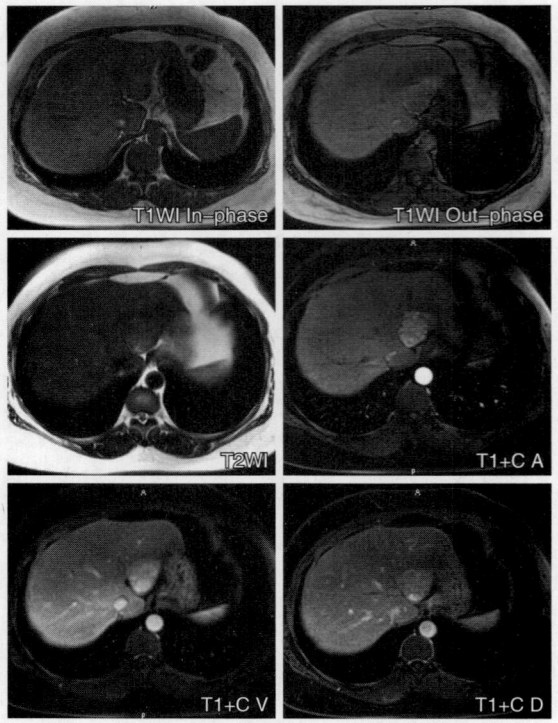

　　肝左外叶外结节状T1WI稍低信号、T2WI稍高信号，反相位较同相位信号减低，增强扫描动脉期明显强化，延迟期强化减弱

图6-11　肝左叶腺瘤

【鉴别诊断】

1. 肝细胞肝癌：常有慢性乙型肝炎、肝硬化病史，增强扫描肿块常不均匀强化，门脉期及延迟期信号强度明显降低，强化消退程度较腺瘤明显。

2. FNH：无包膜，增强扫描动脉期、门脉期病灶均匀明显强化，中心瘢痕于延迟期强化为FNH的特征性表现。

（七）肝脏局灶性结节增生

【诊断与读片要点】

1. FNH属于肝细胞良性再生结节，是肝内动静脉畸形、血流增加后的增生反应。女性多见，一般无临床症状。

2. FNH具有正常肝细胞、血管、胆管等，无正常肝小叶结构，肿块无包膜，与周围肝实质分界清楚，病灶中央为星状纤维瘢痕，向周围放射状分隔。

3. T1WI呈等信号或略低信号，T2WI呈等信号或略高信号，边界不清，病灶内可见中心瘢痕，在T2WI上呈高信号；增强扫描病灶早期明显均匀强化，中心瘢痕呈低信号，门脉期及延迟期病灶信号强度下降，仅略高于或等于周围肝实质，而中心瘢痕则呈延迟强化，为FNH的特征性表现。见图6-12。

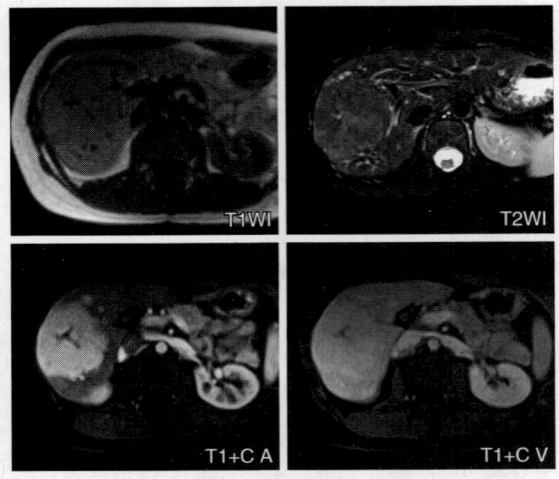

T1WI

T2WI

T1+C A

T1+C V

　　肝右叶团块状T1WI低信号、T2WI高信号，呈分叶状，边界清楚，中央少许条状T2WI更高信号，增强扫描动脉期明显强化，门脉期强化略减低，中央条片影呈延迟强化

图6-12　FNH

　　【鉴别诊断】

　　1. 肝海绵状血管瘤：肿瘤边界清楚，T1WI呈低信号，T2WI呈明显高信号，增强扫描动脉期见肿块边缘斑状、结节状强化，逐渐向中心充填，延迟期呈较均匀等信号或略高信号，而FNH肿块增强扫描早期即明显均匀强化。

2. 肝腺瘤：肝腺瘤与FNH较难鉴别，腺瘤病灶信号一般较均匀，无中心瘢痕，增强扫描动脉期明显强化，门脉期及延迟期强化消退呈等低信号。

（八）肝癌

【诊断与读片要点】

1. 好发于30～60岁，男性多见。发病与乙型肝炎、肝硬化密切相关，主要由肝动脉供血。临床症状表现为肝区疼痛，消瘦乏力，腹部包块。大部分患者肿瘤标志物AFP阳性。

2. 分为三型：结节型，可单发或多发，最大病灶直径≤5 cm；巨块型，最大病灶直径＞5 cm；弥漫型，弥漫小结节分布全肝。直径≤3 cm的单发结节，或2个结节直径之和不超过3 cm的肝细胞癌称为小肝癌。

3. 小肝癌：结节在T1WI呈等信号或略低信号，T2WI呈略高信号，增强扫描动脉期明显强化，门脉期及延迟期呈低信号，小肝癌有完整包膜，于延迟期呈环形强化。

4. 巨块型肝癌：呈膨胀性生长，与周围肝实质分界较清，其内常有坏死，周围可有子结节。T1WI呈低信号，T2WI呈不均匀高信号，增强扫描动脉期实质部分明显不均匀强化，门脉期病灶强化程度迅速降低，延迟期病灶呈低信号。见图6-13。

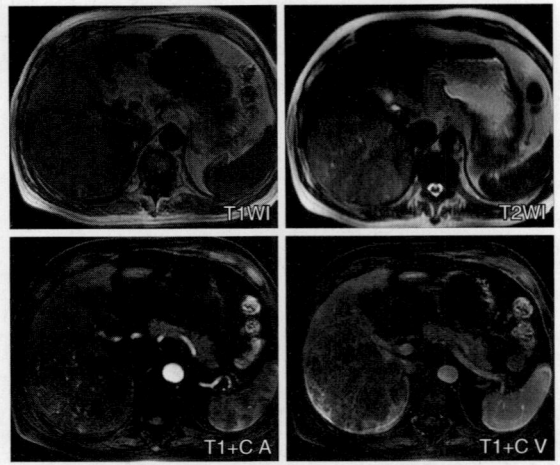

　　肝右叶团块状T1WI低信号、T2WI不均匀高信号，形态不规则，边界不清，增强扫描动脉期明显、不均匀强化，门脉期强化低于肝实质

图6-13　肝右叶巨块型肝癌

　　5. 弥漫型肝癌：肝内散在结节，相互融合，呈浸润性生长，边界模糊不清，T1WI呈稍低信号，T2WI呈稍高信号，增强扫描病变区不均匀强化，门脉期呈相对低信号；弥漫型肝癌极易形成门静脉内癌栓，表现为门静脉内充盈缺损。

　　6. 合并表现：肝硬化、门脉高压、腹腔积液等。肝内转移：肿瘤可向门静脉、肝静脉及下腔静脉浸润，形成癌栓。

【鉴别诊断】

1. 血管瘤：T1WI呈低信号、T2WI呈明显高信号，可见灯泡征，病灶边界清楚；增强扫描呈"快进慢出"，门脉期和延迟期仍有持续性强化。

2. FNH：多见于青年女性，无肝硬化病史，AFP为阴性。增强扫描病灶明显均匀强化，门脉期及延迟期多仍为稍高信号或等信号，中心瘢痕于延迟期强化。

3. 腺瘤：与口服避孕药有关。T1WI、T2WI多为高信号，伴有病灶内出血时，信号往往不均匀，增强扫描动脉期明显均匀强化，强化程度介于肝细胞癌和FNH之间，门脉期及延迟期呈等信号或稍低信号。

（九）胆管细胞癌

【诊断与读片要点】

1. 胆管细胞癌是指从左、右肝管合流部至末梢的胆管上皮细胞发生的癌。根据发生部位分为末梢型胆管细胞癌（肝内胆管细胞癌）及肝门部胆管细胞癌。临床症状主要表现为进行性黄疸。

2. 肝内胆管细胞癌病灶常单发，好发于左叶，呈结节或肿块样改变，T1WI呈低信号，T2WI

呈略高信号，边界欠清，增强扫描动脉期病灶无强化或边缘强化，门脉期及平衡期持续中度强化；常伴有肝内胆管扩张。胆管细胞癌易合并淋巴结转移。见图6-14。

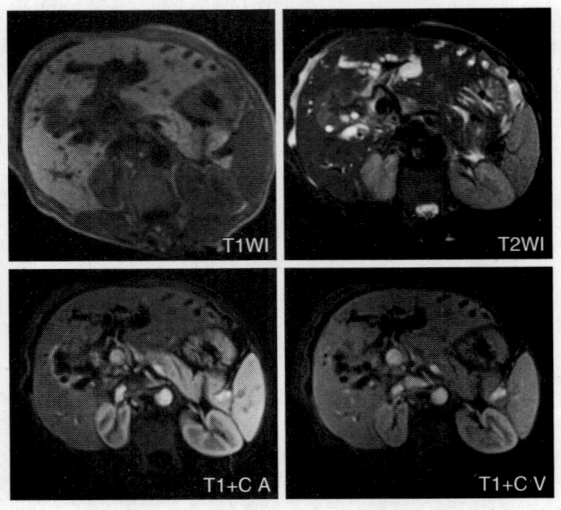

肝门区片状T1WI低信号、T2WI略高信号，边界欠清，增强扫描动脉期轻微强化，门脉期持续强化，局部胆管狭窄，肝内胆管明显扩张

图6-14　胆管细胞癌

【鉴别诊断】

1. 肝脓肿：常发生于肝右叶，临床有感染症状，增强扫描常见靶环征，病灶内分隔有强化。

2. 慢性胆管炎：肝内胆管结石是其特征性表现，MRCP可见其内充盈缺损表现，肝外胆管壁不规则增厚，而胆管细胞癌的胆管壁增厚不均匀，且有管壁僵硬。

（十）肝转移性肿瘤

【诊断与读片要点】

1. 肝脏是转移性肿瘤好发部位之一，主要来源于消化道肿瘤、乳腺癌、肺癌等。

2. 转移瘤常多发，病灶信号多样，大部分病灶T1WI呈低信号，T2WI呈高信号，中心坏死为更高信号，病变周围可见水肿带环绕，表现为牛眼征或靶征，部分病灶周围可见水肿带，呈光环征，即T2WI呈略高信号环。增强扫描多表现为病灶环形或不规则强化。见图6-15。

【鉴别诊断】

1. 原发性肝癌：单发，大多有慢性肝病病史，病灶T1WI呈稍低信号、T2WI呈稍高信号，增强扫描呈"快进快出"征象。

2. 海绵状血管瘤：肿瘤边界清楚，T1WI呈低信号，T2WI呈明显高信号，增强扫描动脉期见肿块

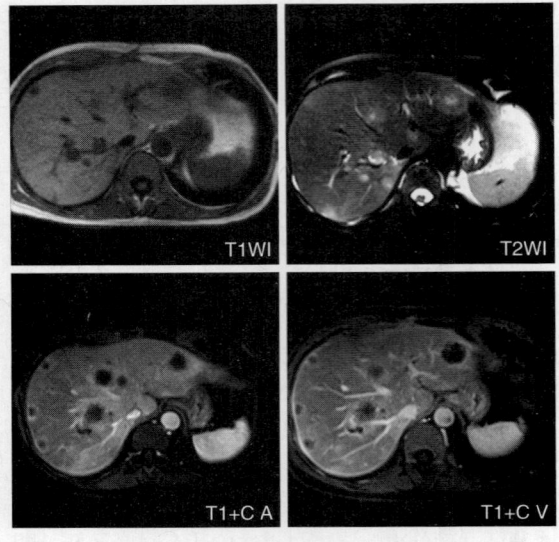

肝内多发、大小不一结节状T1WI低信号、T2WI高信号，周围见水肿带环绕，增强扫描呈环状强化

图6-15　肝多发转移瘤

边缘斑状、结节状强化，逐渐向中心充填，延迟期呈较均匀等信号或略高信号，而肝脏转移瘤增强扫描表现为环或不规则强化。

（十一）布加综合征

【诊断与读片要点】

1. 布加综合征是由于下腔静脉、肝静脉狭窄或闭塞引起肝静脉回流受阻，导致瘀血性门脉高压和/或下腔静脉高压的临床综合征。主要病因有血液高凝状态导致血栓形成、肝段下腔静脉膜性梗阻、恶性肿瘤浸润、血管外压等。可分为下腔静脉膜型、下腔静脉节段型、肝静脉型及混合型。

2. 急性期可见肝脏弥漫性肿大，慢性期以肝尾叶增大明显，其余肝组织萎缩；急性期T2WI呈弥漫性高信号，慢性期肝组织信号不均匀。增强扫描肝实质不均匀强化，肝脏中央部可见斑片状强化，而周边部分强化程度相对较低，延迟期肝脏较均匀强化。

3. 肝静脉与下腔静脉的连续性中断，肝段下腔静脉、肝静脉栓塞时，可见腔内充盈缺损，尾叶增大可导致肝段下腔静脉呈裂隙状，阻塞端以下下腔静脉扩张。

4. 肝内侧支循环血管呈逗点状，为布加综合征特征性改变。见图6-16。

【鉴别诊断】

肝硬化：有慢性肝炎病史，肝硬化早期肝脏可表现为弥漫性肿大，晚期肝脏缩小，右叶缩小明显，平扫肝实质信号不均，T2WI见弥漫结节状稍低

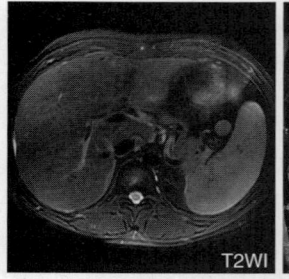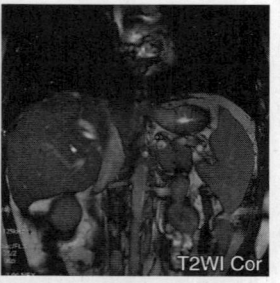

肝脏、脾脏体积增大，下腔静脉肝段狭窄

图6-16　布加综合征

信号，增强扫描见弥漫不均匀强化，门脉期均匀强化，无下腔静脉及肝静脉狭窄。

四、胆管常见疾病

（一）先天性胆管囊肿

【诊断与读片要点】

1. 先天性胆管囊肿为胆管的先天性囊状扩张，多见于女性及婴幼儿。临床症状主要是腹痛，可触及光滑肿块，间歇性黄疸为其特点。

2. 分为五型：Ⅰ型最多见，为胆总管囊肿，多伴有结石；Ⅱ型为胆总管憩室；Ⅲ型为十二指肠壁内段胆总管囊状扩张；Ⅳ型为多发的肝内、外囊状扩张；Ⅴ型也称为Caroli病，表现为多发肝内胆管囊状扩张。

3. MRI表现为胰头或肝门区类圆形囊性信号，边界锐利，壁薄而均匀，T1WI呈低信号，T2WI呈高信号，部分病例见胆汁淤积或合并结石，T2WI呈混杂信号或可见充盈缺损。增强扫描病灶无明显强化，囊壁较均匀轻度强化。见图6-17。

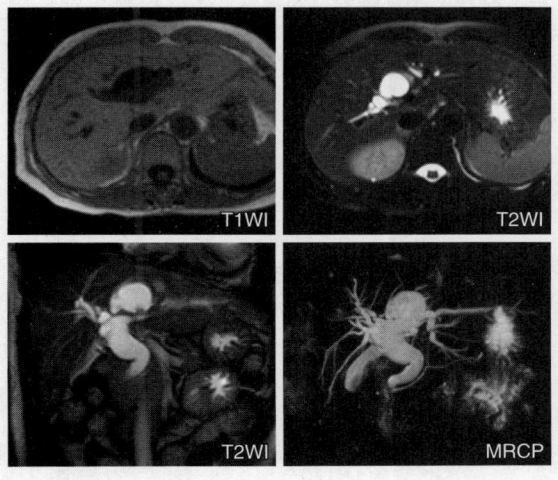

肝左叶囊状T1WI低信号、T2WI高信号，边界清楚，MRCP示病灶与左肝管相通

图6-17　先天性胆管囊肿（Ⅳ型）

4. Ⅴ型的特征性表现为肝内胆管扩张沿胆管树分布，胆总管、左右肝管正常。

【鉴别诊断】

肝囊肿：可单发或多发，囊肿多较规则，T1WI呈低信号，T2WI呈高信号，MRCP可显示胆管无扩张，且病灶不与胆管相通。

（二）胆囊结石、胆囊炎

【诊断与读片要点】

1. 胆系感染与胆石症关系密切，感染促使结石形成，而结石梗阻又可引发感染，二者往往合并存在。临床症状主要是腹痛、发热，梗阻后可引起黄疸。

2. 胆囊结石以胆固醇结石最常见，T1WI、T2WI均呈低信号充盈缺损。

3. 胆囊炎主要分为急性胆囊炎和慢性胆囊炎。急性胆囊炎表现为胆囊增大，胆囊壁增厚，T1WI上呈低信号，T2WI上呈高信号，胆囊窝积液；慢性胆囊炎则可显示胆囊缩小，胆囊壁纤维组织增生。见图6-18。

【鉴别诊断】

1. 胆囊腺肌症：胆囊壁局限性或弥漫性增厚，部分增厚的囊壁可见不强化的低密度小囊，此为胆囊腺肌症的特征性表现。

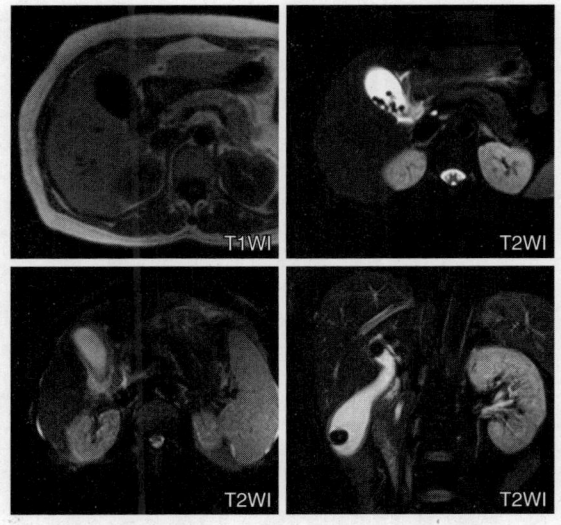

胆囊腔内多发结节状T1WI等低信号、T2WI低信号，边界清楚，胆囊壁水肿、增厚

图6-18　胆囊结石、胆囊炎

2. 胆囊癌：胆囊癌常合并有胆囊结石，其胆囊壁增厚或可见软组织肿块影，增强扫描可见明显强化。

（三）胆总管结石

【诊断与读片要点】

1. 胆总管结石是梗阻性黄疸的常见原因。可分为原发性和继发性，原发性胆总管结石源于胆管系统，多与胆管感染、胆汁淤积有关，继发性胆总管结石多因胆囊结石进入胆总管所致。

2. 胆总管结石特征性表现为T1WI、T2WI上圆形、类圆形或不规则的充盈缺损，偶尔在T1WI上可表现为稍高信号，胆总管不同程度扩张。

3. MRCP诊断胆总管结石的敏感性、特异性较高。MRCP显示扩张的胆总管下端呈倒杯口样充盈缺损，为胆总管结石的典型表现。胆总管结石所在区域胆管壁可增厚，并发炎性狭窄时胆总管下段逐渐变细，MRCP上呈鸟嘴样改变。见图6-19。

【鉴别诊断】

胆管癌：胆管癌多呈浸润性生长，致管腔狭窄，可呈突然中断或鼠尾样狭窄，胆管梗阻末端形态不规则，可见结节状，增强扫描肿块于延迟期强化。

（四）胆囊癌

【诊断与读片要点】

1. 胆囊癌是胆道系统最多见的恶性肿瘤，起源于胆囊黏膜的恶性上皮肿瘤，大多数为腺癌，以胆囊体和底部多见。可能与胆囊结石和慢性胆囊炎的长期刺激有关。多发生于中老年，尤以女性多见。

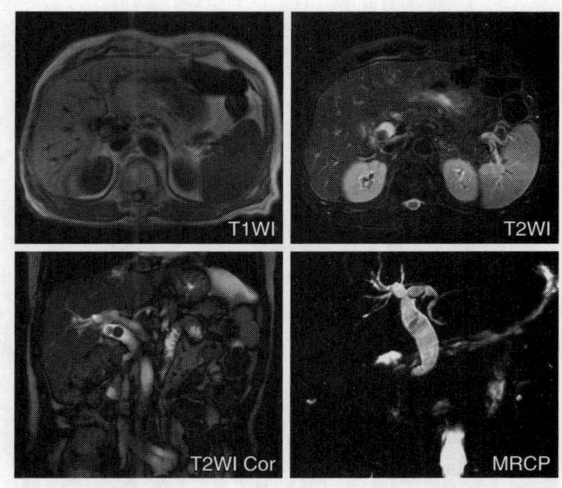

　　胆总管内结节状T1WI等信号、T2WI低信号，形态规则，边界清楚，肝内外胆管扩张

图6-19　胆总管结石

临床症状主要有腹痛、黄疸、腹胀等。可分为胆囊壁增厚型、肿块型和腔内型。

　　2. 胆囊壁增厚型可见胆囊壁局限性或弥漫性不规则增厚；肿块型最多见，可见胆囊区的不规则肿块，T1WI呈低信号、T2WI呈中等高信号，常累及肝实质；腔内型主要表现为突向腔内的肿块影。增强扫描病灶呈不均匀中等持续性强化。在T2WI上肿块周围肝实质可见不规则高信号带，提示肿瘤侵犯肝脏。见图6-20。

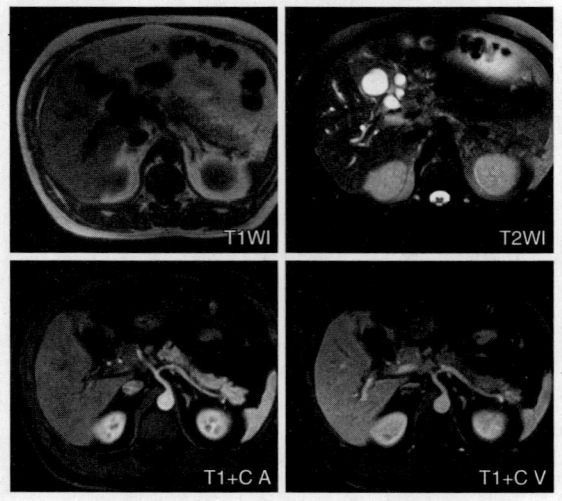

胆囊壁肿块样增厚，T1WI呈低信号，T2WI略高信号，形态不规则，边界不清，增强扫描不均匀持续强化

图6-20 胆囊癌

【鉴别诊断】

1. 胆囊腺肌症：可见胆囊壁节段性或弥漫性增厚，T2WI显示胆囊壁多发点状含液小憩室，罗-阿氏窦扩大为其特征性表现。而胆囊癌囊壁明显不规

则增厚，腔内面和浆膜面多不光整，多数肝胆界面消失，肝脏受侵。

2. 胆管癌：肿瘤侵犯胆囊时需与胆囊癌鉴别，胆管癌可见不同程度胆管扩张，并可在扩张的胆管远端发现胆管突然中断或不规则狭窄。

（五）胆管癌

【诊断与读片要点】

1. 按发生部位，胆管癌可分为肝内胆管癌、肝外胆管癌和肝外远侧段胆管癌，以肝门区胆管癌最常见。其病因不明，可能与结石慢性炎症刺激等相关。好发于50～70岁，主要临床症状是进行性黄疸，可伴有皮肤瘙痒、上腹部胀痛。肿瘤以浸润性生长常见，沿胆管壁上下方扩散。

2. 肝门型胆管癌表现为肝门区不规则肿块或胆管壁增厚，T1WI呈低信号，T2WI呈略高信号，增强扫描动脉期呈轻至中度不均匀强化，延迟期强化为特征性表现。其梗阻表现为肝内胆管扩张，而肝外胆管不扩张。

3. 肝外胆管癌常沿管壁呈圆周样生长，主要表现为低位胆管梗阻、肝外胆管中断，T1WI呈低信号，T2WI呈稍高信号，增强扫描动脉期强化不明显，延迟期较明显强化。见图6-21。

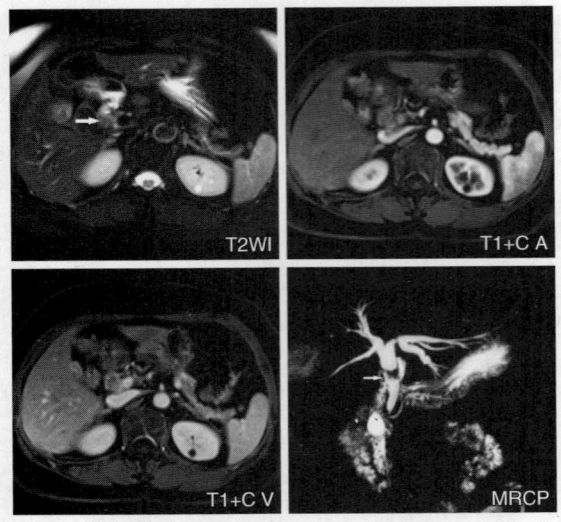

　　胆总管胰上段环形增厚，呈软组织结节样改变，T2WI呈稍高信号，增强扫描持续强化，其上平面肝内外胆管扩张

图6-21　胆管癌

【鉴别诊断】

　　1. 硬化性胆管炎：管壁增厚范围较宽、程度较轻，无局部结节、肿块影，肝内胆管轻度扩张。

　　2. 胰头癌：胰头部增大、胰体尾部萎缩，增强扫描动脉期病灶轻度强化，低于周围胰腺组织，而静脉期及延迟期大多仍为低信号，侵犯胆总管下端可引起胆总管阻塞，胰管、胆总管同时扩张见双管征。

五、胰腺常见疾病

（一）急性胰腺炎
【诊断与读片要点】

1. 急性胰腺炎常由胆道系统疾病、感染、酒精中毒及油腻食物摄入过多等引起，临床以剧烈腹痛最常见。实验室检查可出现血清淀粉酶增高。

2. 急性胰腺炎分为水肿性和出血坏死性，急性出血坏死性胰腺炎胰腺有广泛坏死出血，可引起严重并发症，死亡率高。

3. 急性水肿性胰腺炎表现为胰腺肿大，T2WI信号增高，胰腺信号欠均匀，增强扫描强化较均匀；急性出血坏死性胰腺炎表现为T2WI高信号或不均匀混杂信号，增强扫描坏死组织不强化。

4. 胰腺炎常出现胰腺包膜增厚，包膜下积液可引起包膜掀起，肾筋膜增厚，胰周积液；胰腺假性囊肿表现为局限性包裹性积液，可发生于胰腺内或胰腺外，呈类圆形、边界清楚，T1WI呈低信号，T2WI呈高信号，增强扫描可见囊壁强化。见图6-22。

【鉴别诊断】

弥漫性胰腺癌：胰腺弥漫性、不规则肿大，

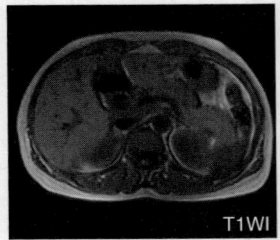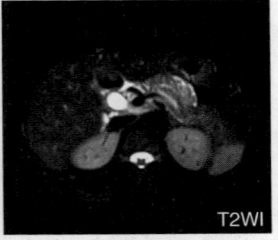

胰腺体积肿大，T1WI信号减低、T2WI信号增高，周围脂肪间隙模糊、积液

图6-22　急性胰腺炎

T1WI信号降低，液化、坏死较急性胰腺炎明显，增强扫描胰腺不均匀强化，常合并胰周淋巴结肿大及恶病质。

（二）慢性胰腺炎

【诊断与读片要点】

1. 慢性胰腺炎为胰腺持续性炎性改变所致，导致胰腺实质和胰管组织的不可逆性损害，并伴有不同程度的胰腺外分泌或内分泌功能障碍。胰腺发生纤维化改变，体积缩小，正常小叶结构消失。中上腹疼痛是其主要症状，可见胰腺功能不全，伴有继发性糖尿病、脂肪痢、消化不良等症状。

2. 胰腺萎缩伴纤维化，可见主胰管扩张，T1WI呈混杂低信号，T2WI呈混杂高信号，钙化灶在MRI上表现为低信号或无信号；MRCP可清楚显示胰管串珠样扩张，胰管结石表现为充盈缺损。

3. 胰腺假性囊肿形成，常位于胰腺内，胰头区常见，T1WI呈低信号、T2WI呈高信号，囊壁常较厚，增强扫描较均匀强化。见图6-23。

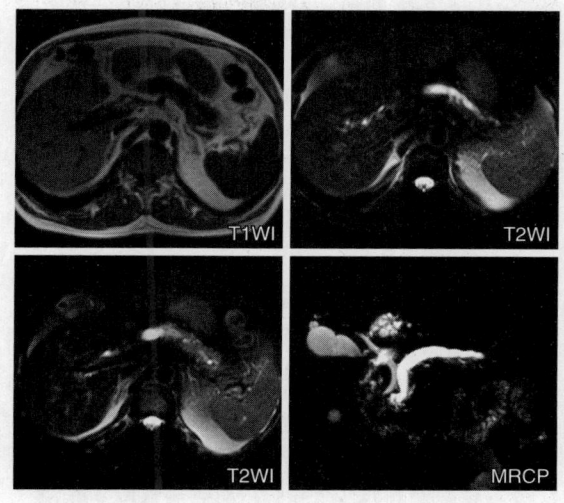

胰腺体积萎缩，信号不均匀，主胰管及分支胰管扩张

图6-23　慢性胰腺炎

【鉴别诊断】

胰腺癌：胰腺癌肿块常位于胰头，胰腺体尾部

萎缩，而慢性胰腺炎则表现为弥漫性胰腺萎缩；增强扫描胰腺癌为乏血供肿瘤，强化不明显，而慢性胰腺炎为不均匀强化。

（三）胰腺癌

【诊断与读片要点】

1. 胰腺癌是胰腺最常见的恶性肿瘤，好发于胰头钩突，胰体尾部次之，部分病例胰腺头、体、尾均受累，称为弥漫性浸润性胰腺癌。由于位置较深，早期无症状，胰头癌主要出现梗阻性黄疸，胰体尾癌则以腹痛、腰背部痛多见。

2. 胰腺局部肿块，在T1WI上呈低信号或等信号，在T2WI上呈稍高信号，增强扫描动脉期病灶轻度强化，低于周围胰腺组织，表现为低信号，而静脉期及延迟期大多仍为低信号。

3. 肿块远端胰腺萎缩，胰管扩张。胰腺周围血管受累时可见血管周围脂肪层消失，或被肿块包绕，或血管走形、形态异常，或癌栓形成。

4. 胰腺与周围脏器脂肪间隙模糊、消失是周围脏器受累的重要特征。胰腺癌易发生淋巴结转移，常见腹腔动脉和肠系膜上动脉根部周围淋巴结肿大，其次为邻近大血管、肝门区及胃周围淋巴结肿大。见图6-24。

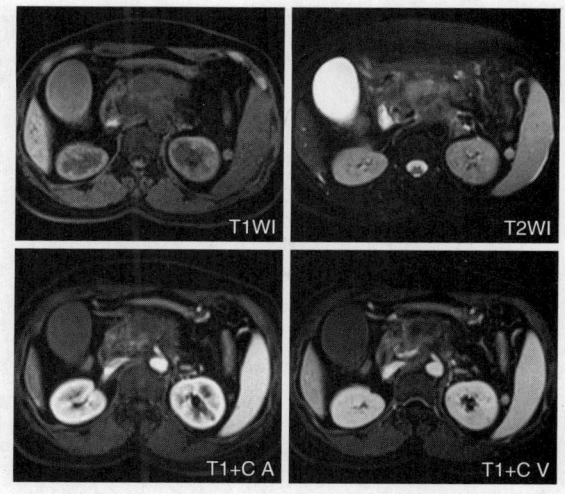

　　胰头区占位，T1WI略低信号、T2WI略高信号，形态不规则，边界不清，增强扫描轻度强化

图6-24　胰腺癌

【鉴别诊断】

　　1. 实性假乳头状瘤：其典型表现为较大的囊性、实性相间的肿块，边界清楚，肿块内常有出血，T1WI呈高信号，T2WI呈混杂信号，增强扫描实性部分呈渐进性中等强化，囊性部分主要位于病灶中心区。

2. 胰腺囊腺癌：胰腺囊腺癌病灶的囊壁不规则增厚，可见突入腔内的壁结节，增强扫描壁结节可强化，囊性成分无强化，而胰腺癌增强扫描病灶强化程度低于周围胰腺组织。

（四）胰腺囊腺瘤

【诊断与读片要点】

1. 胰腺囊腺瘤是起源于胰腺外分泌腺的肿瘤，分为浆液性囊腺瘤和黏液性囊腺瘤。

2. 浆液性囊腺瘤为少见的胰腺良性肿瘤，又称微囊腺瘤，常位于胰腺体尾部，老年女性多见，与Von Hippel-Lindau病密切相关；黏液性囊腺瘤又称大囊性腺瘤，好发于中年女性，多见于胰腺体尾部，肿瘤常较大，有恶变可能。

3. MRI表现为边界清楚的T1WI低信号、T2WI高信号的肿瘤。浆液性囊腺瘤呈蜂窝状，T2WI上肿瘤包膜和纤维间隔表现为低信号，肿瘤中央纤维瘢痕和钙化亦表现为低信号，增强扫描囊壁及分隔强化；肿瘤不侵犯周围脏器。黏液性囊腺瘤瘤体大，直径可大于10 cm，为单囊或多囊，类圆形，囊壁较厚，多囊者有纤维分隔，可有乳头样或脑回样突起，囊内可有出血坏死组织，信号不均匀。见图6-25。

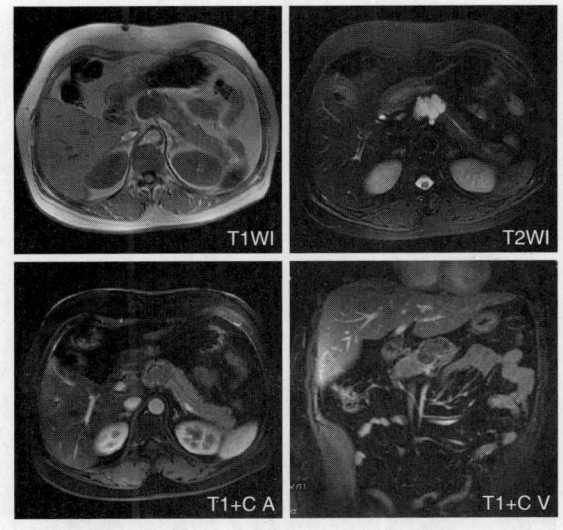

胰头区蜂窝状T1WI低信号、T2WI高信号，形态不规则，边界清楚，增强扫描轻度环形、分隔样强化

图6-25　胰腺囊腺瘤

【鉴别诊断】

胰腺囊腺癌：囊腺癌与囊腺瘤较难鉴别，囊腺癌的囊壁不规则增厚，可见突入腔内的壁结节，增强扫描壁结节可强化，可见转移性病灶。

（五）胰岛细胞瘤

【诊断与读片要点】

1. 胰岛细胞瘤可分为功能性和无功能性两类。

2. 功能性胰岛细胞瘤大部分为良性，瘤体一般较小，血供丰富，临床以低血糖综合征为主要表现；无功能性胰岛细胞瘤瘤体一般较大，常单发，多位于胰腺体尾部。

3. MRI表现为T1WI等信号或低信号、T2WI高信号或混杂信号，增强扫描有较明显的均匀强化，延迟期信号仍高于周围胰腺组织。无功能性胰岛细胞瘤可囊变、出血或钙化。见图6-26。

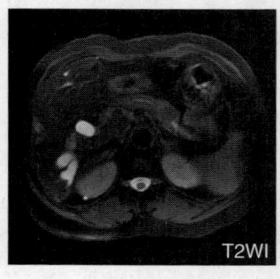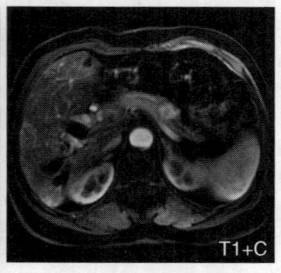

胰体区结节状T2WI略高信号，形态规则，边界清楚，增强扫描明显、均匀强化

图6-26　胰岛细胞瘤

【鉴别诊断】

胰腺癌：属于乏血供肿瘤，增强扫描肿块密度低于胰腺组织，胰岛细胞瘤则相反，而且胰腺癌肿块钙化较胰岛细胞瘤少见，且常出现胰腺后方动脉周围的侵犯和血管包埋。

六、脾脏常见疾病

（一）脾梗死

【诊断与读片要点】

1. 指脾动脉阻塞，造成局部组织的缺血坏死，多发生在脾的前缘，近脾切迹处。

2. 临床上大多无症状，有时可出现左上腹痛、左膈面抬高和胸腔积液。

3. MRI对脾梗死较敏感，可见尖端指向脾门的楔形影，T1WI呈低信号，T2WI呈较高信号；梗死区液化时，T1WI呈更低信号，T2WI呈高信号；Gd-DTPA增强扫描梗死区无强化。见图6-27。

【鉴别诊断】

脾脓肿：呈圆形或类圆形，脓肿形成时T1WI呈低信号、T2WI呈高信号或等信号，增强扫描脓肿壁及分隔轻到中度强化。

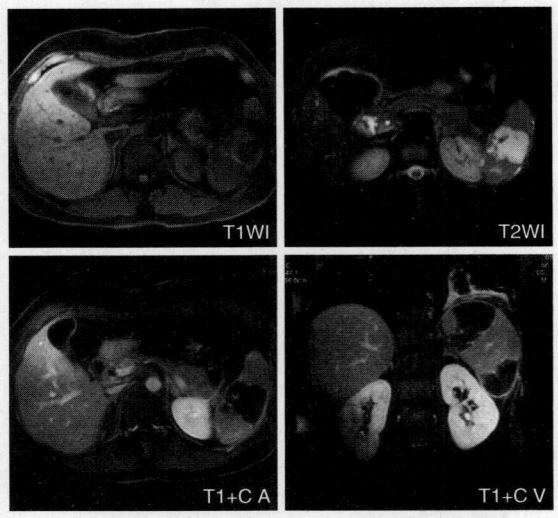

T1WI

T2WI

T1+C A

T1+C V

脾脏内片状T1WI低信号、T2WI高信号，边界清楚，增强扫描未见强化

图6-27　脾梗死

（二）脾血管瘤

【诊断与读片要点】

1. 脾血管瘤是脾脏最常见的良性肿瘤，大多数为海绵状血管瘤，可多发，也可单发。

2. 发病年龄20～50岁，男性多于女性。一般无症状，较大的血管瘤可产生周围脏器压迫症状；肿瘤破裂时出现急腹症。

3. MRI上T1WI呈低信号，T2WI呈均匀的高信号，灯泡征是特征性表现。增强扫描动脉期病灶周围明显结节状强化，门脉期逐渐向中央充填，延迟期大多能完全充填均匀，具有"快进慢出"特征。见图6-28。

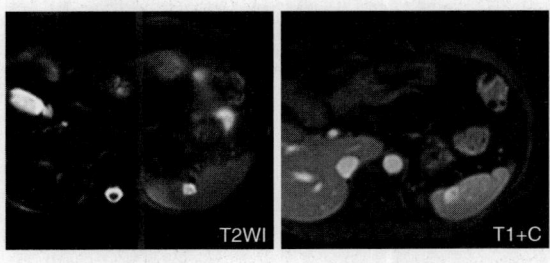

脾脏小结节状T2WI高信号，边界清楚，增强扫描明显强化

图6-28　脾血管瘤

【鉴别诊断】

1. 脾脏错构瘤：T1WI呈不均质等低信号，T2WI呈较高信号，也可间杂低信号，增强扫描动脉期不均质强化，延迟期呈均质强化，境界清楚，其内含有脂肪成分为其特征。

2. 脾脏淋巴管瘤：常为囊状表现，无灯泡征改变，含有较多粗大间隔，可有强化，但无血管瘤"快进慢出"的强化特征。

（三）脾淋巴瘤

【诊断与读片要点】

1. 脾淋巴瘤是常见的脾恶性肿瘤，分为原发于脾的淋巴瘤及全身淋巴瘤脾浸润，后者常见。

2. 病理分型：弥漫脾肿大型，无明确肿块；粟粒型，有无数直径小于5 mm的小结节；多发结节型肿块；孤立大肿块型。

3. 临床表现为脾大、左上腹不适、食欲不振、低热等。

4. MRI平扫时可见脾肿大，实质内多发或单发结节状、团块状影，T1WI为低信号或混杂信号，T2WI为中等高信号，信号不均匀；增强扫描病灶早期无强化，为低信号，延迟期可与周围正常脾实质信号相近。

5. 全身恶性淋巴瘤脾浸润还可见脾门及腹膜后淋巴结肿大。见图6-29。

【鉴别诊断】

1. 转移瘤：有脾外恶性肿瘤病史，多发结节，也可为单发，T1WI低信号，T2WI中等高信号，增强扫描轻中度强化，多为环形强化。

2. 脾脏多发血管瘤：见脾脏内多发结节，

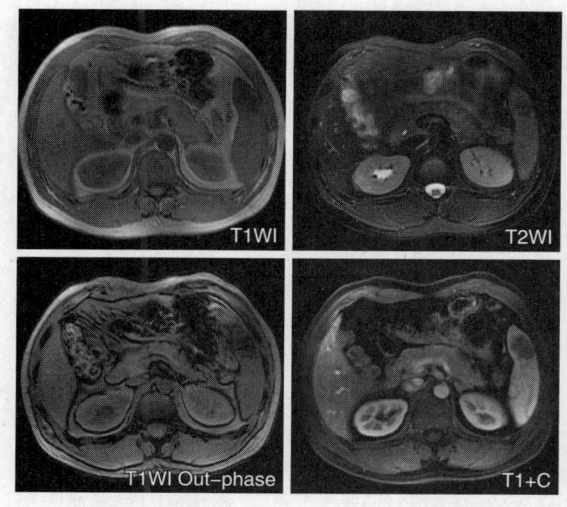

　　脾脏内团块状T1WI等低信号、T2WI等高信号，形态不规则，边界尚清，增强扫描强化不明显

图6-29　脾淋巴瘤

T1WI呈低信号，T2WI呈均匀的高信号，具有灯泡征。增强扫描具有"快进慢出"特征。

一、泌尿生殖系统的MRI检查方法

泌尿、生殖系统MRI检查常用方法包括平扫、增强扫描，可以显示肾皮、髓质，T1WI皮质信号强度略高于髓质，T2WI皮、髓质信号差异不大，正常肾盏难以显示，部分肾盂可见，呈T1WI低信号、T2WI高信号，Gd-DTPA增强时，肾皮、髓质不同时明显强化。输尿管横断位显示有困难，发生梗阻、积水时可呈T2WI高信号，可由肾盂往下追踪。膀胱充盈良好时呈圆形或椭圆形，其内尿液呈T1WI低信号、T2WI高信号，膀胱壁信号与肌肉信号类似，增强扫描延期对比剂可进入膀胱，高信号填充膀胱腔。

肾动脉、静脉MRA检查：通过Gd-DTPA对比增强，可显示肾脏动脉、静脉血管情况，可发现血管狭窄、变异，肿瘤供血动脉、引流静脉等。

磁共振尿路造影（MRU）检查：利用水成像技术，对含尿液的肾盂、肾盏、输尿管及膀胱进行成像，无须对比剂注射打药，可全程、完整显示泌尿系统。

弥散加权成像（DWI）、波谱成像（MRS）等可应用于肿瘤的鉴别，有助于良恶性肿瘤的定性。

二、肾脏常见疾病

（一）马蹄肾

【诊断与读片要点】

1. 马蹄肾是常见的先天性肾形态异常，双侧肾脏下极（上极极少）相互融合，融合部为峡部，多数为肾实质，少数为纤维组织相连。

2. 多见于男性，临床可无症状，部分患者可因腹部肿块就诊。

3. MRI示双肾下极相互融合，呈"U"字形，信号与正常肾脏一致，多数伴有肾旋转异常；增强扫描结合冠状位扫描有利于融合部的观察。见图7-1。

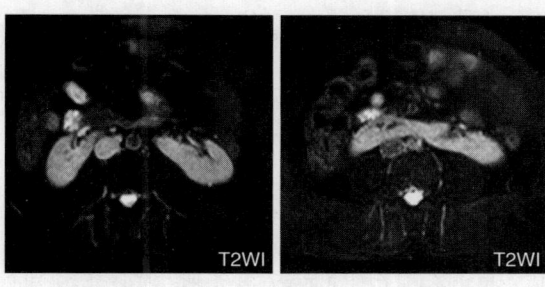

双肾下极融合，信号与正常肾脏一致，信号均匀

图7-1 马蹄肾

（二）多囊肾

【诊断与读片要点】

1. 多囊肾是累及双侧肾脏的先天性疾病，属遗传性病变，分为成人型和儿童型。

2. 多于30～50岁出现症状，表现为腹部肿块、高血压和血尿等，晚期可死于肾衰竭。

3. 双肾多发大小不等囊肿，其间为正常肾实质，晚期肾实质几乎全被囊肿代替，囊内为尿液和浆液，可有出血。合并多囊肝者约占1/2。

4. 双肾形态正常，或增大，边缘呈分叶状。双肾多发大小不等囊肿信号，部分囊内可见出血性信号，T1WI为低信号或混杂信号，T2WI为高信号或混杂信号，呈蜂窝状或葡萄状。增强扫描无明显强化。见图7-2。

【鉴别诊断】

双肾多发单纯性囊肿：肾脏囊肿数目少，很少合并肝囊肿，无阳性家族史。

（三）肾血管平滑肌脂肪瘤

【诊断与读片要点】

1. 肾血管平滑肌脂肪瘤是肾脏较为常见的良性肿瘤。40～60岁女性多见，肿瘤大小不等，无包膜，是由不同比例的血管、平滑肌和脂肪组织构成的良性间叶性肿瘤，又称为肾错构瘤。

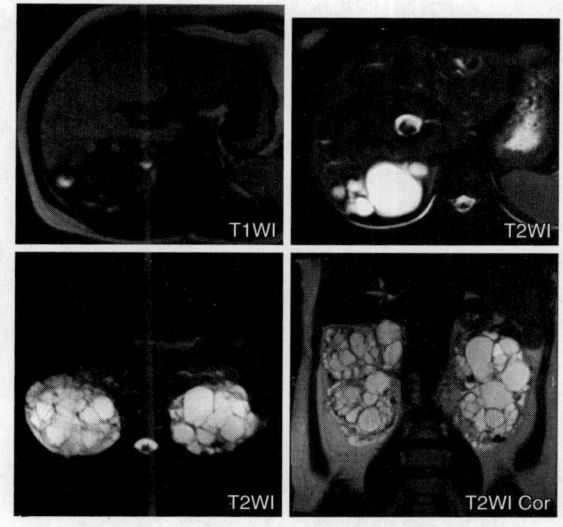

双肾多发囊状T1WI低信号、T2WI高信号，形态规则，边界清楚，部分囊内合并出血

图7-2　多囊肾

2. MRI表现为肾实质内含脂肿块，在T1WI和T2WI上呈混杂信号肿块，可有出血，其内脂肪在T1WI、T2WI上均为高信号，抑脂序列信号下降。

3. 增强扫描，富脂肪肿块实质部分及血管可不均匀强化，乏脂肪肿块在皮质期明显均匀强化，髓质期强化减弱，多呈"快进快出"强化模式，有时可见肾皮质边缘楔形缺损区有点状、条状迂曲强化血管影。见图7-3。

【鉴别诊断】

1. 肾癌：肾癌有假包膜征，T1WI、T2WI上均为低信号的薄环，增强扫描早期呈不均匀明显强化，静脉期强化减弱，呈相对低信号，可伴有肾静脉和下腔静脉瘤栓，瘤内无脂肪成分是鉴别要点。

2. 肾嗜酸性细胞腺瘤：T1WI表现为低信号，少数可表现为等信号，T2WI表现为高信号，部分表现为等低信号，可见肿瘤的假包膜以及中心瘢痕组织（T1WI、T2WI上均为低信号），病灶内无脂肪性高信号，增强扫描呈中等不均匀强化，强化以髓质期最明显，排泄期强化减弱。

（四）肾透明细胞癌

【诊断与读片要点】

1. 肾细胞癌是最多见的肾恶性肿瘤，肾透明细胞癌是肾细胞癌中最常见的组织学亚型，典型临床表现是无痛性血尿和腹部肿块。较小者无症状，多为偶然发现。

2. 肿瘤位于肾实质，T1WI常为较低信号，T2WI为较高信号，增强扫描多数肿瘤因血供丰富早期呈不均匀明显强化，静脉期强化减弱，呈相对低信号。肿瘤与邻近肾实质分界较清，可有T2WI低信

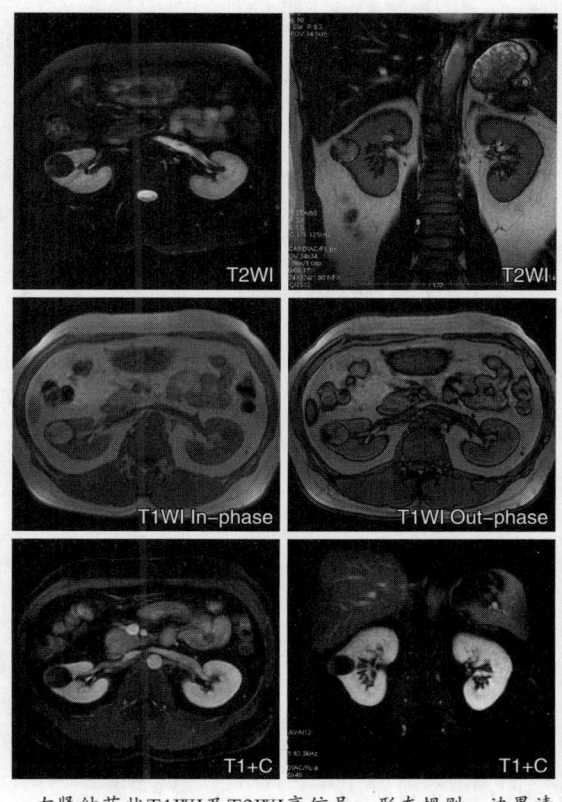

　　右肾结节状T1WI及T2WI高信号，形态规则，边界清楚，反相位较同相位信号减低，增强扫描轻度强化

图7-3　右肾血管平滑肌脂肪瘤

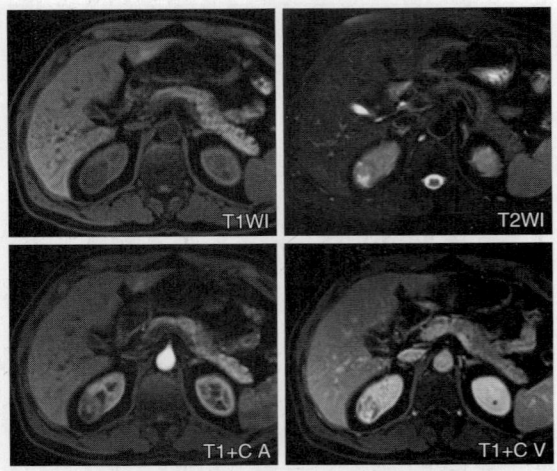

右肾结节状T1WI低信号、T2WI高信号，形态规则，边界尚清，增强扫描皮质期明显强化

图7-4　右肾透明细胞癌

号的假包膜；邻近肾盂、肾盏受压推移。肿瘤晚期可发生局部侵犯、淋巴转移和血行转移。见图7-4。

【鉴别诊断】

1. 肾血管平滑肌脂肪瘤：较大肿瘤多位于肾轮廓外，与肾实质交界面呈楔形，在T1WI和T2WI上呈混杂信号肿块，可有出血，内含脂肪性高信号为其特征。

2. 肾盂癌：位于肾窦区，多不造成肾轮廓的改变，肾盂肾盏积水。早期仅轻度强化，实质期及肾盂期肿瘤增强的信号提高有限，与相邻正常强化的肾实质相比可表现为低信号。极少数病例延迟期后可表现为明显增强。

（五）肾盂癌

【诊断与读片要点】

1. 肾盂癌是发生于肾盂或肾盏上皮的一种肿瘤，多为移行细胞癌（80%～90%），常呈乳头状生长，故又称乳头状癌，肿瘤可向下种植至输尿管和膀胱。

2. 发病年龄为40～70岁，典型临床表现是无痛性全程血尿。

3. 影像表现为肾窦区肿块，信号近于肾实质，T1WI信号强度高于尿液，T2WI信号强度低于尿液；肾窦脂肪受压或消失，与肾实质分界不清；肾盂肾盏梗阻则出现肾积水表现。

4. 增强扫描皮质期肿块呈轻度不均匀强化，实质期及肾盂期肿块持续强化，但信号强度仍低于正常肾实质，少数病例延迟期可表现为明显强化。见图7-5。

5. MRU可更全面显示肾积水和肾盂肾盏内的不规则充盈缺损。

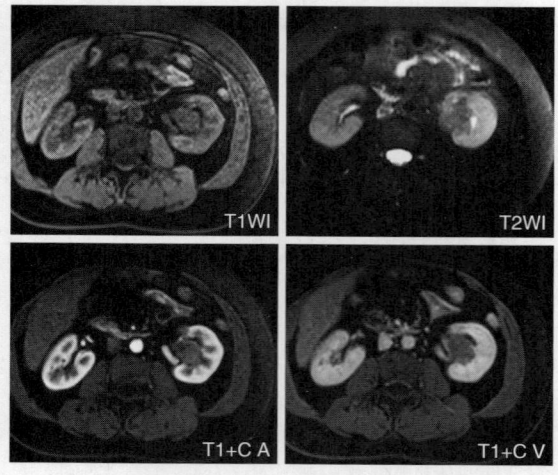

左侧肾实区软组织肿块影，呈T1WI等信号、T2WI略低（较肾实质）信号，形态不规则，边界不清，增强扫描皮质期轻度强化，髓质期强化较明显

图7-5 左肾盂癌

【鉴别诊断】

1. 肾盂内血块：1周以上的血块，T1WI、T2WI均为高信号，易于辨别，且血块大小短期内可明显变化，增强扫描无强化。

2. 盂旁肾癌：盂旁肾癌及肾盂癌大多数可相互侵犯，肾癌为富血供肿瘤，强化明显，表现为"快进快出"，而肾盂癌强化较弱，且呈持续强化。

三、输尿管病变

（一）输尿管结石
【诊断与读片要点】

1. 输尿管结石绝大多数来源于肾脏，由肾结石或体外碎石掉落输尿管所致。

2. 输尿管结石多单发，极少双侧同时发生，可引起肾积水，长期肾积水影响肾功能。

3. 典型临床症状为肾绞痛、血尿，肾区、输尿管走行区压痛、叩击痛，发作时伴恶心、呕吐。

4. MR常规序列常不能观察到结石直接征象，在扩张的输尿管背景下可见充盈缺损，其以上部分T2WI序列可见肾盂、输尿管扩张和积水，MRU可观察到扩张的输尿管。见图7-6。

【鉴别诊断】

输尿管乳头状瘤：梗阻部位可见增多的软组织信号，表现为管壁增厚或结节，增强扫描可见强化。

（二）输尿管癌
【诊断与读片要点】

1. 输尿管癌是发生于输尿管上皮的恶性肿瘤，多为移行细胞癌。

2. 临床表现为间歇性肉眼血尿，渐进性加重的

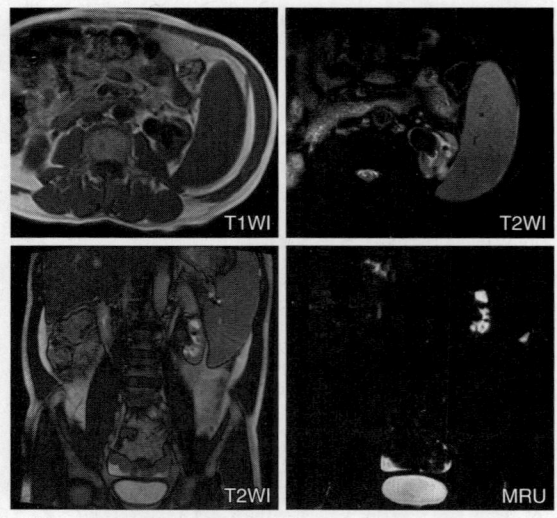

左肾盂-输尿管移行区结节状低信号，周围见液性信号环绕，左肾积水，皮质萎缩

图7-6　左肾盂-输尿管移行部结石

腹痛及梗阻性积水。

3. MRI表现为输尿管管壁节段性增厚或不规则增厚，梗阻部位局部管腔表现为鼠尾状狭窄，增强扫描增厚管壁较明显、持续强化。见图7-7。

4. MRU可见病变以上输尿管及肾盂等扩张、积水，梗阻部位局部管腔鼠尾状狭窄。

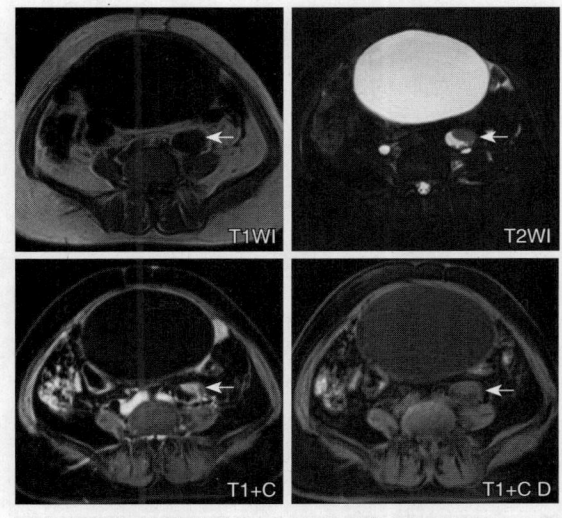

左输尿管下段管壁增厚，呈不规则软组织肿块影，边界不清，增强扫描明显、持续强化

图7-7　左侧输尿管癌

【鉴别诊断】

1. 输尿管结石：输尿管结石临床症状可与输尿管癌相似，如输尿管积水，MRU常看见输尿管内充盈缺损，梗阻局部呈杯口状充盈缺损，管壁增厚不明显，增强扫描充盈缺损区无强化。

2. 输尿管炎：输尿管炎时输尿管壁增厚均匀，

病变范围广，不呈局灶性结节、肿块。

四、膀胱病变

膀胱癌

【诊断与读片要点】

1. 膀胱癌是发生在膀胱黏膜的恶性肿瘤，为泌尿系统最常见恶性肿瘤，最常见临床症状为间歇性全程无痛血尿。

2. MRI表现为膀胱内壁肿块，肿块大小不等，呈结节、分叶、不规则或菜花状，多与壁呈宽基底相连，T1WI信号与正常膀胱壁相似，T2WI信号较正常膀胱壁高，增强扫描强化程度高于膀胱壁。见图7-8。

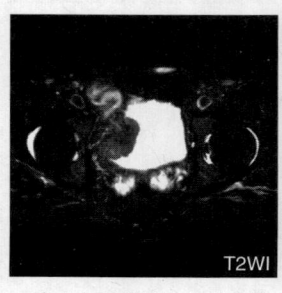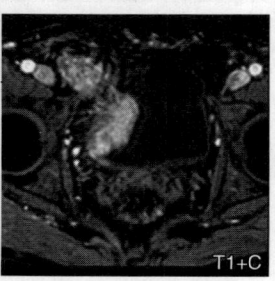

膀胱右侧壁软组织肿块影，分叶状，以宽基底与膀胱壁相连，增强扫描明显强化

图7-8 膀胱癌

3. 输尿管口邻近的膀胱癌，可引起输尿管梗阻积水。MRI检查有助于对肿瘤进行TNM分期。

【鉴别诊断】

膀胱乳头状瘤：形态较规则，表面较光滑，肿瘤与膀胱壁呈窄基底相连，附着处膀胱壁增厚不明显。

五、前列腺病变

（一）前列腺增生

【诊断与读片要点】

1. 前列腺增生是由前列腺增大而引起的一系列临床症状，是中老年男性常见病之一。

2. 临床症状包括尿频、夜尿增多、排尿困难、尿不尽、残余尿增多、血尿等。部分患者以急性尿潴留为首发症状。

3. MRI表现为前列腺增大，主要为中央叶增大，前列腺上缘超过耻骨联合，前后径增宽，呈圆形、对称、边缘清，T1WI呈均匀略低信号，T2WI周围带变薄、消失，中央区增生结节呈混杂多样信号。增强扫描增生结节不均匀强化。见图7-9。

4. MRS可检测到移行带枸橼酸盐峰（Cit峰）升高。

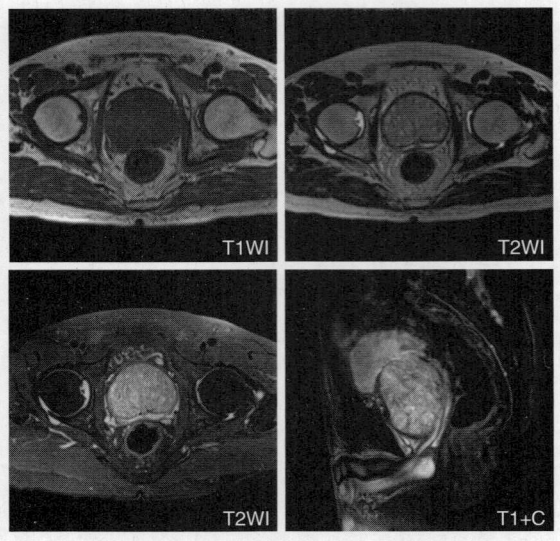

　　前列腺体积增大，以中央叶为主，形态规则，边界清楚，增强扫描均匀强化，外周带受压变薄

图7-9　前列腺增生

【鉴别诊断】

　　前列腺癌：常发生于周围带，表现为外周带较高信号内出现结节低信号，增强扫描结节状强化，Cit峰降低，需结合PSA（前列腺特异抗原）等检查。

（二）前列腺癌

【诊断与读片要点】

1. 前列腺癌多发生于老年男性，主要发生于周围带，可侵犯相邻结构，突破包膜，累及脂肪间隙、精囊腺、膀胱等结构，较早出现成骨性骨转移。

2. 前列腺癌合并前列腺增生，临床症状亦可表现为尿频、夜尿增多、排尿困难、尿不尽、残余尿增多、血尿等。实验室检测可发现PSA增高。

3. MRI表现为前列腺不对称增大，周围带T2WI高信号区内出现斑片状低信号区，边界欠清，DWI呈高信号，增强扫描较明显强化，累及包膜时，于T2WI上可见包膜线状低信号模糊、中断。MRI可清楚显示肿瘤对周围脂肪、精囊腺等的侵犯。见图7-10。

4. MRS检查表现为病变区Cit峰值明显下降和/或（Cho+Cre）/Cit比值显著增高。

【鉴别诊断】

1. 前列腺增生：前列腺增生好发于移行带，前列腺增大呈对称性，包膜完整，周围带变薄、消失，前列腺增生无周围侵犯、淋巴结转移、骨转移等恶性表现。

2. 前列腺炎：表现为周围带斑片状T2WI稍低信号，形态与前列腺癌有差异，波谱检查有鉴别意义。

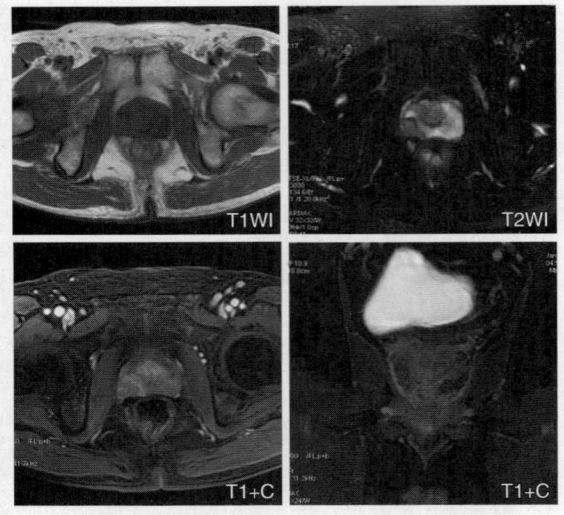

前列腺右侧外周带结节状T1WI等信号、T2WI低信号，形态不规则，边界不清，增强扫描较明显强化，邻近包膜不完整，周围脂肪间隙模糊不清

图7-10 前列腺癌

六、子宫病变

（一）子宫肌瘤

【诊断与读片要点】

1. 子宫肌瘤是女性最常见的良性肿瘤之一，主要由子宫平滑肌细胞增生而成，其中含少量纤维结

缔组织。

2. 多数患者无临床症状，多为偶然发现。浆膜下肌瘤常无症状，黏膜下肌瘤常可引起不规则阴道流血或月经过多。

3. MRI表现为子宫体积增大，轮廓呈分叶或波浪状；肌瘤呈结节状，可见包膜，T1WI呈等信号，T2WI呈低信号。当出现玻璃样、黏液变性及囊变、出血等时，表现为混合信号。增强扫描呈均匀明显强化。见图7-11。

【鉴别诊断】

1. 子宫腺肌病：表现为子宫体明显增大，病变无清楚轮廓、边界，呈不均匀混合信号。

2. 内膜癌：病变发生于子宫内膜，多成结节、肿块状改变，侵犯子宫体，可见子宫腔积液。

（二）宫颈癌

【诊断与读片要点】

1. 宫颈癌是最常见的妇科恶性肿瘤，病理上多为鳞状上皮癌。以中老年女性多见，与性行为过早、紊乱相关，人乳头状瘤病毒（HPV）是该病的致病因素。

2. 常见临床症状为接触性出血，阴道排出白色或血性液体，晚期可有大量米汤样或脓性恶臭液体。

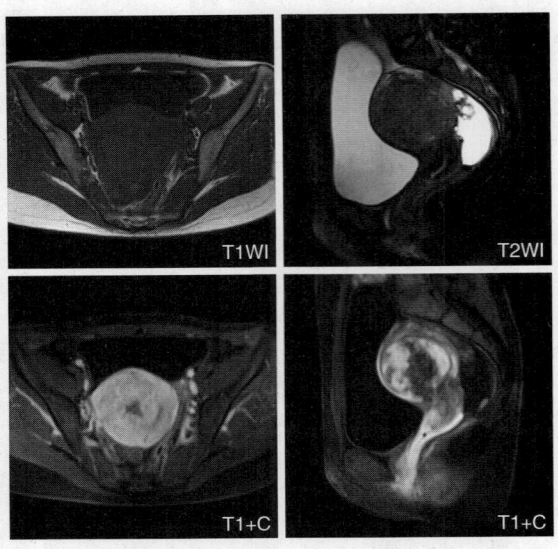

　　子宫前壁肌层内占位，T1WI呈等信号、T2WI呈低信号，形态规则，边界清楚，增强扫描明显强化

图7-11　子宫肌瘤

　　3. MRI表现为子宫颈增大，肿块边界欠清，T1WI呈等低信号，发生坏死则为更低信号，T2WI呈中高信号；增强扫描肿瘤呈轻中度强化。见图7-12。

　　4. MRI有助于进行宫颈癌TNM分期，观察肿

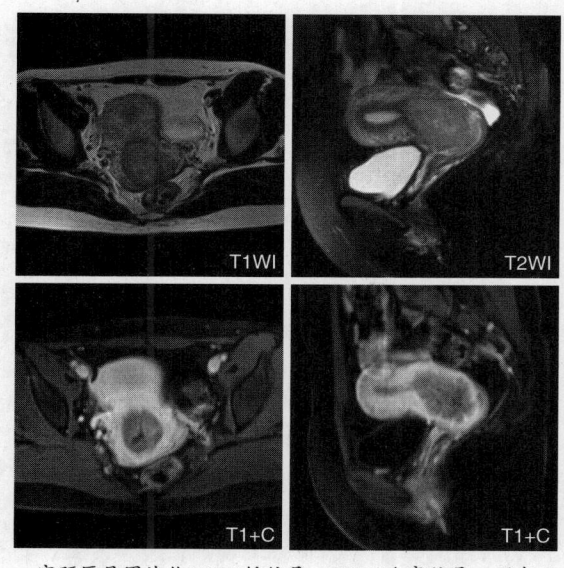

宫颈区见团块状T1WI低信号、T2WI略高信号，形态不规则，边界不清，增强扫描轻度强化，宫体下份、阴道上份受累

图7-12 宫颈癌

瘤范围及对周围组织的浸润情况，是否发生远处转移等。

【鉴别诊断】

1. 宫颈子宫内膜异位症：T1WI可见不同程度

高信号，生物学行为不表现侵袭性。

2. 宫颈黏膜下肌瘤：肌瘤边界清楚，增强扫描呈均匀明显强化。

（三）子宫内膜癌

【诊断与读片要点】

1. 子宫内膜癌是子宫内膜发生的上皮性恶性肿瘤，多发生于围绝经期和绝经后女性。子宫内膜癌是最常见的女性生殖系统肿瘤之一。

2. 主要临床症状：出血，不规则阴道出血是子宫内膜癌的主要症状；阴道排液，为稀薄的白色分泌物或少量血性白带，可伴有组织样物；疼痛等。

3. ＭＲＩ表现：早期可见内膜结节增厚，T2WI呈稍高信号，侵犯肌层可见内膜连接带连续性中断，增强扫描肿瘤呈早期强化；进展肿块于T2WI上呈中等信号，形态不规则，边界欠清，呈中度强化；晚期可有宫腔积液、淋巴结转移、骨转移等表现。见图7-13。

【鉴别诊断】

1. 绒毛膜癌：病灶呈团块状、花环状及弥漫状或网状改变，血供丰富，HCG升高明显，发病年龄为育龄期，而子宫内膜癌好发于中老年妇女。

2. 黏膜下子宫肌瘤：病变呈结节状改变，有包膜，增强扫描明显强化，子宫内膜连续。

264

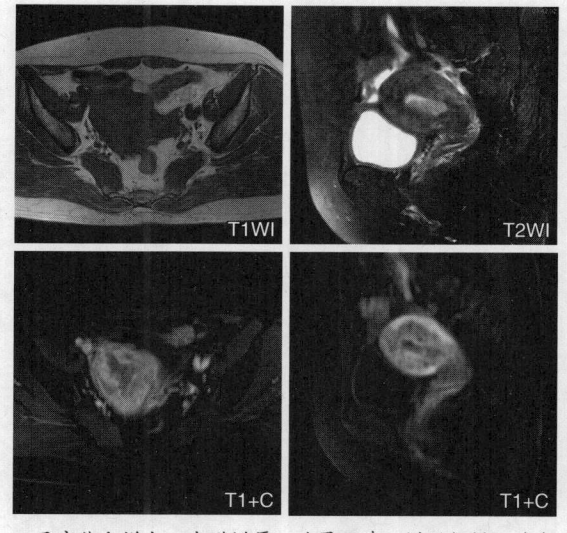

　　子宫体积增大，内膜增厚，边界不清，增强扫描不均匀强化，局部结合带连续性中断

图7-13　子宫内膜癌

（四）子宫内膜异位症

【诊断与读片要点】

　　1. 子宫内膜异位症为内膜细胞种植在子宫内膜以外的位置而引起临床症状。可累及盆腔组织、器官，以卵巢、子宫直肠陷凹、宫骶韧带处最常见。

　　2. 子宫内膜异位症病理表现为异位内膜周期性

出血，其周围纤维化，形成异位结节，引起痛经、盆腔痛、月经异常和不孕等临床症状。

3. MRI表现为囊实性病变，T1WI呈较低信号，T2WI呈高低混杂信号。反复出血时，T1WI可见散在斑点状高信号，而T2WI以低信号为主；异位内膜囊肿周围低信号环为纤维化的囊壁，T1WI和T2WI均为低信号；增强扫描实性成分明显强化。见图7-14。

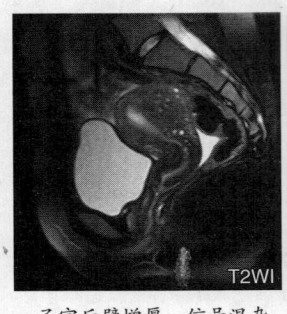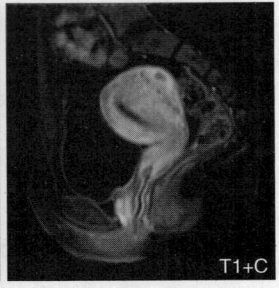

子宫后壁增厚，信号混杂，散在斑点状T2WI高信号，增强扫描实性成分明显强化

图7-14 子宫内膜异位症

【鉴别诊断】

1. 子宫肌瘤：子宫肌瘤呈结节状，边界清楚，光整，有包膜，增强扫描明显强化。

2. 子宫内膜癌：病变主体发生于子宫内膜，为内膜中断或结节肿块，可累及、侵犯子宫体，可有子宫腔增大、积液。

（五）葡萄胎

【诊断与读片要点】

1. 葡萄胎为妊娠后胎盘绒毛滋养细胞增生，间质水肿形成大小不一的水泡，状如葡萄。分为完全性葡萄胎和部分性葡萄胎。

2. 临床症状常表现为停经后阴道流血、腹痛、妊娠呕吐及妊娠高血压综合征，部分可出现甲状腺功能亢进。

3. MRI表现为子宫增大，宫腔内见大小不等的小囊液性信号，呈蜂窝状改变，边界欠清，T1WI呈等信号或低信号，T2WI呈等信号或高信号，病变多局限于宫腔内而无子宫肌层受侵；增强扫描中度强化。见图7-15。

【鉴别诊断】

1. 子宫内膜癌：表现为子宫内膜连续性中断，呈实性等信号，可累及子宫肌层，葡萄胎无子宫肌层受侵。

2. 侵蚀性葡萄胎：葡萄胎与侵蚀性葡萄胎均表现为宫腔增大及宫腔内囊样信号；侵袭性葡萄胎信号边界不清，可累及肌层。

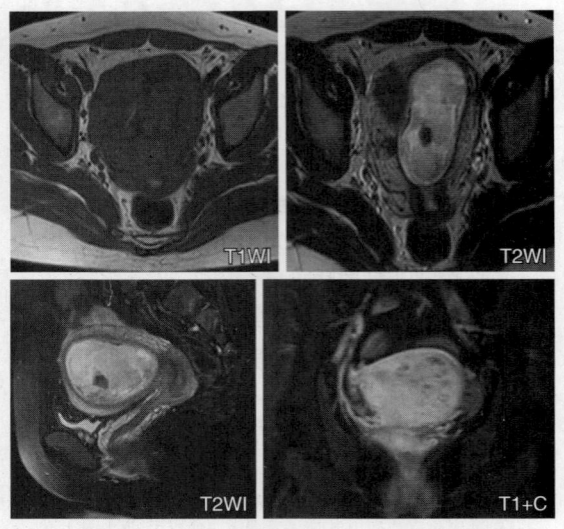

　　子宫体积增大，宫腔内多发蜂窝状T1WI略低信号、T2WI
高信号，边界不清，增强扫描中度强化，结合带显示连续

图7-15　葡萄胎

（六）前置胎盘

【诊断与读片要点】

　　1. 胎盘附着于子宫下段，胎盘下缘达到或覆盖
宫颈内口，位置低于胎先露部，称为前置胎盘。为
妊娠严重并发症，经产妇多见，尤其多产妇。

2. 典型临床表现为无诱因无痛性阴道出血。

3. MRI显示胎盘下缘位置低，根据胎盘下缘与宫颈内口的关系可分为3种类型：完全性前置胎盘，胎盘完全覆盖宫颈内口；部分性前置胎盘，胎盘部分覆盖宫颈内口；边缘性前置胎盘，胎盘附着于子宫下段，达子宫颈内口边缘，不超越宫颈内口。见图7-16。

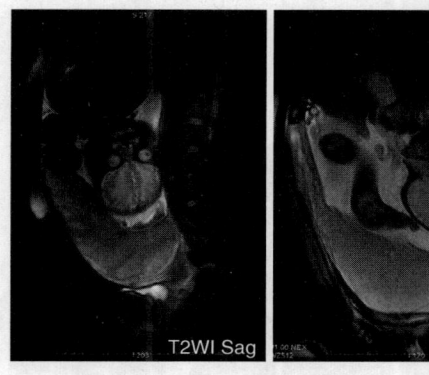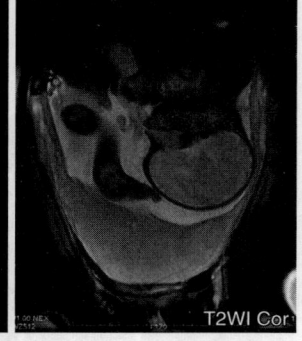

胎盘位置较低，下缘完全覆盖宫颈内口

图7-16　前置胎盘

（七）胎盘植入

【诊断与读片要点】

1. 胎盘植入为胎盘绒毛附着、侵入或穿透子宫肌层，由原发性蜕膜发育不良或创伤性内膜缺陷引起。

2. 人工流产、引产、剖宫产、产褥感染、前置胎盘、高龄等被认为是胎盘植入的高危因素。

3. MRI直接征象：胎盘信号侵入肌层，低信号的子宫肌层结合带信号中断，胎盘组织直接侵犯盆腔其他组织。间接征象包括子宫下段局部膨出、T2WI上胎盘内低信号带、胎盘信号不均匀、子宫胎盘交界面增多的血管影、膀胱壁帐篷样改变等。增强扫描胎盘呈早期快速强化，更利于显示胎盘、子宫交界面。见图7-17。

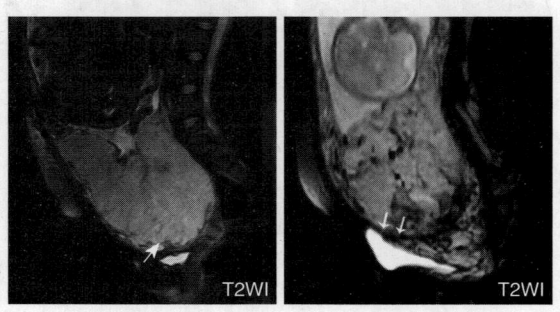

子宫下壁肌层连续性中断，胎盘组织穿透子宫肌壁侵及邻近结构，局部血管迂曲增多

图7-17 胎盘植入

七、卵巢病变

（一）卵巢囊肿

【诊断与读片要点】

1. 卵巢囊肿是发生在卵巢的良性病变，为附件囊泡状病变，是与卵巢功能相关的潴留性囊肿。发病年龄无明显差异，以20～50岁多见。

2. MRI表现为T1WI等信号或低信号，T2WI高信号，边界清楚、光整，增强扫描无强化。囊液含出血或含蛋白时T1WI可为高信号或稍高信号。见图7-18。

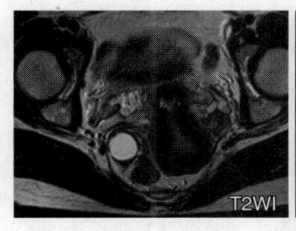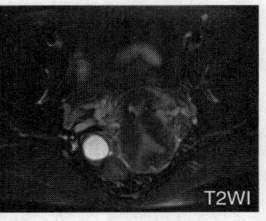

右附件区囊性T2WI高信号，形态规则，边界清楚

图7-18　右侧卵巢囊肿

【鉴别诊断】

1. 卵巢囊腺瘤：囊腺瘤为囊实性成分，囊内可分隔，增强扫描实性成分可强化。

2. 卵巢畸胎瘤：可见脂肪成分，T1WI呈高信号，压脂相为低信号。

（二）卵巢囊腺瘤

【诊断与读片要点】

1. 卵巢囊腺瘤为卵巢腺上皮细胞的增殖，腺体管腔中分泌物潴留呈囊状扩张，形成多个大小不一的房室。分为浆液性囊腺瘤和黏液性囊腺瘤。

2. 临床多无症状，常偶然发现。少数可出现腹部不适或隐痛等。

3. MRI表现为单侧或双侧附件区囊实性病变，呈单房或多房，囊壁薄，边缘光滑，分隔均匀、光滑，分隔在T2WI呈线状低信号，黏液囊腺瘤囊液含蛋白及黏液成分，T1WI、T2WI信号高于浆液性囊腺瘤，浆液囊腺瘤T2WI呈高信号，T1WI呈低信号，增强扫描实性成分及分隔强化。见图7-19。

【鉴别诊断】

1. 卵巢畸胎瘤：卵巢畸胎瘤含脂肪成分，T1WI呈高信号，压脂相为低信号。

2. 卵巢囊腺癌：呈囊实性改变，囊壁内可见壁结节，分隔厚薄不均，肿瘤通常较大。

（三）卵巢癌

【诊断与读片要点】

1. 卵巢癌是女性生殖器官常见的恶性肿瘤之

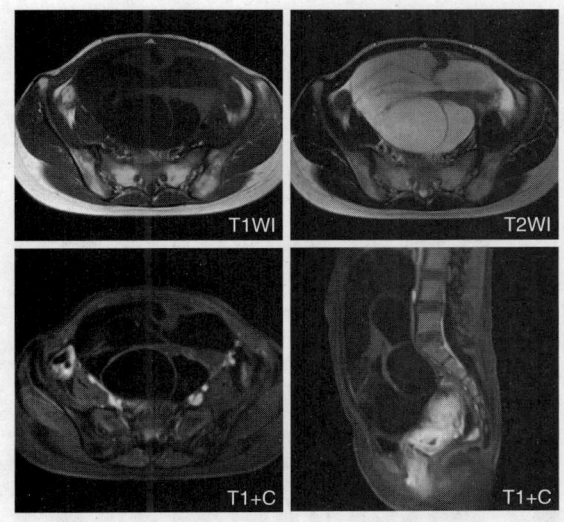

盆腔内巨大囊实性占位，呈T1WI低信号、T2WI高信号伴低信号分隔，边界清楚，增强扫描分隔轻度强化

图7-19 卵巢囊腺瘤

一，发病率仅次于子宫颈癌和子宫内膜癌。卵巢癌死亡率占妇科肿瘤的首位，以卵巢囊腺癌最多见。

2. 患者早期常无症状，常见临床症状包括疼痛、月经不调、消瘦等。

3. MRI表现为附件区囊性、囊实性或实性肿块，信号不均匀，呈T1WI等信号或略低信号，

T2WI稍高信号或高信号，形态不规则，与子宫分界不清，囊性结构内可见分隔，分隔厚薄不均，内壁可见乳头状、菜花状壁结节，增强扫描明显强化。见图7-20。

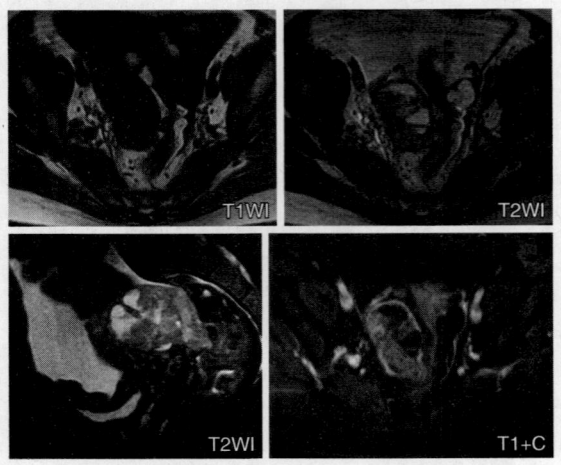

右附件区囊实性肿块，以T1WI略低信号、T2WI高信号为主，形态不规则，边界不清，增强扫描实性成分明显强化，病灶与子宫分界不清

图7-20　卵巢癌

4. 常合并腹水、大网膜转移、腹腔播散、淋巴结转移等恶性征象。

【鉴别诊断】

1. 卵巢囊腺瘤：囊壁光滑，分隔薄、均匀，无种植转移、腹水、淋巴结转移、远处转移等恶性征象。

2. 转移瘤：显示双侧或单侧卵巢肿块，呈软组织信号，常并发腹水或胸腔积液，可发现原发肿瘤。

（四）畸胎瘤

【诊断与读片要点】

1. 畸胎瘤来源于生殖细胞，分成熟畸胎瘤和未成熟畸胎瘤。成熟畸胎瘤里可含有皮肤、毛发、牙齿、骨骼、油脂、神经组织等；未成熟畸胎瘤分化差，结构不清。

2. MRI表现为附件区形态不规则囊实性占位，病变内T1WI、T2WI呈高信号，压脂相呈低信号成分是畸胎瘤特征性表现。囊壁可见壁结节，其内往往可见分层（脂-液，血-脂），合并出血有T1WI压脂相呈高信号，钙化在T1WI、T2WI均呈低信号；成熟畸胎瘤与未成熟畸胎瘤表现相似，后者成分较单一，囊变成分和脂肪较少，实质部分较多。见图7-21。

【鉴别诊断】

1. 卵巢囊腺瘤：病变均为囊实性病变，卵巢囊

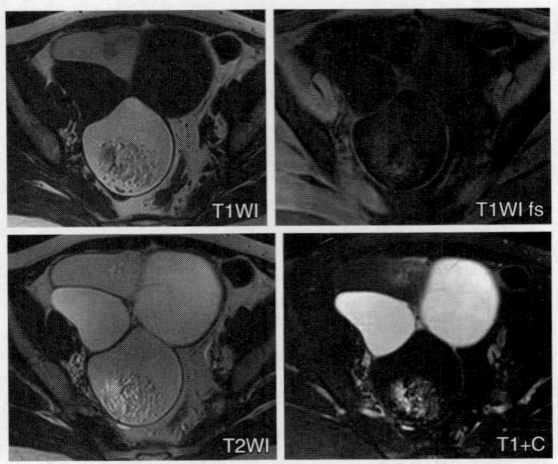

盆腔内多房囊实性包块，部分囊内为脂质信号，增强扫描实性成分中度强化

图7-21 畸胎瘤

腺瘤缺乏脂肪成分，无T1WI高信号、压脂相低信号成分。

2. 卵巢子宫内膜异位：病变呈囊实性，可见T1WI高信号改变，压脂相仍为高信号，提示有出血的存在。

第八章　腹膜后间隙

一、腹膜后间隙正常MRI表现

腹膜后间隙为腹部后方1/3的间隙，前界为后腹膜壁层，后界为腹横筋膜，上达膈肌，下至盆腔，两侧是侧锥筋膜。

腹膜后间隙以肾筋膜为界分为三个间隙：肾旁前间隙、肾周间隙、肾旁后间隙。

肾旁前间隙：位于壁层后腹膜与肾前筋膜之间，内含升结肠，降结肠，十二指肠降段、水平段、升段和胰腺等脏器，以及供应肝、脾、胰腺及十二指肠的血管。

肾周间隙：位于肾前、后筋膜之间，内有肾上腺、肾脏、输尿管、肾血管等结构及较丰富的脂肪组织。

肾旁后间隙：位于肾后筋膜与腹横筋膜之间，内界为肾筋膜与腰肌筋膜融合处，外侧界与侧腹壁的腹膜外脂肪组织相连续。肾旁后间隙仅含脂肪组织、血管和淋巴结等，MRI上主要为脂肪性信号。

二、肾上腺病变

（一）肾上腺皮质增生

【诊断与读片要点】

1. 肾上腺皮质增生是库欣综合征最常见的病因，也是原发性醛固酮增多症的病因，约50%的肾上腺皮质增生虽有功能异常，但无明显形态学改变。

2. 库欣综合征多见于青年及中年人，女性多见，主要有向心性肥胖、满月脸、水牛背、高血压、毛发增多等症状。血、尿皮质醇增高。

3. 原发性醛固酮增多症女性多见，高峰年龄为20～40岁，临床表现为高血压、肌无力和夜尿增多，血、尿中醛固酮增高。

4. MRI表现为双侧肾上腺弥漫性增大，其侧支厚度和面积均超过正常值范围（正常侧支厚度和面积分别为10 mm、150 mm²），增大的肾上腺边缘可以是光滑、规则的，也可以是不光滑的，有多发的外突小结节，增大的肾上腺仍保持原有的形态，信号强度亦近似于正常肾上腺；增强扫描均匀、明显强化。见图8-1。

【鉴别诊断】

肾上腺腺瘤：肾上腺结节状增生需与肾上腺

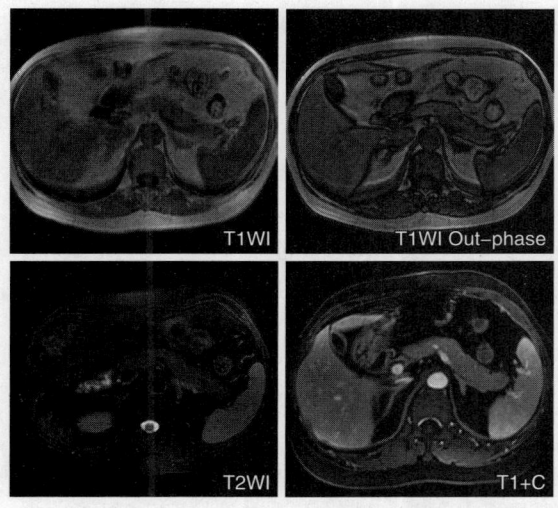

左肾上腺增粗，形态规则，信号均匀，增强扫描均匀强化

图8-1　左侧肾上腺皮质增生

小腺瘤鉴别，肾上腺腺瘤常单侧出现，含脂质，T1WI、T2WI可见高信号脂肪影，因而梯度回波反相位上信号明显降低。

（二）肾上腺腺瘤

【诊断与读片要点】

1. 肾上腺腺瘤为发生于肾上腺皮质的一类良性肿瘤，多见于中、青年期，临床分为皮质醇腺瘤、醛固酮腺瘤和无功能腺瘤3类。

2. 皮质醇腺瘤临床主要表现为向心性肥胖、满月脸、水牛背、高血压、皮肤紫纹、多毛等；醛固酮腺瘤主要表现为高血压、周期性软瘫、多饮及夜尿增多；无功能腺瘤临床无任何不适。

3. 肾上腺腺瘤多为单侧肾上腺孤立性小肿块，偶为双侧性或单侧多发性。肿块呈类圆形或卵圆形，形态较规则，信号较均匀，T1WI、T2WI上都类似于肝脏的信号强度，但少数肿瘤T2WI呈较高信号。

4. 由于肾上腺腺瘤内富含脂质，因而梯度回波反相位上信号明显降低。

5. 增强扫描多呈轻中度均一强化，部分肿瘤可明显强化，较大肿瘤内可有出血、坏死。见图8-2。

【鉴别诊断】

1. 肾上腺结节状皮质增生：肾上腺小腺瘤与肾上腺结节状皮质增生须鉴别，后者常为双侧性多发小结节，信号强度近似于正常肾上腺，其内无脂肪成分，梯度回波反相位上信号无变化，强化程度同正常肾上腺，周围及对侧腺体增大。

2. 肾上腺嗜铬细胞瘤：肿瘤实体部分在T1WI上信号强度类似肝实质，而在T2WI上信号明显高于肝实质并略高于脾实质，多有明显强化，肿瘤内

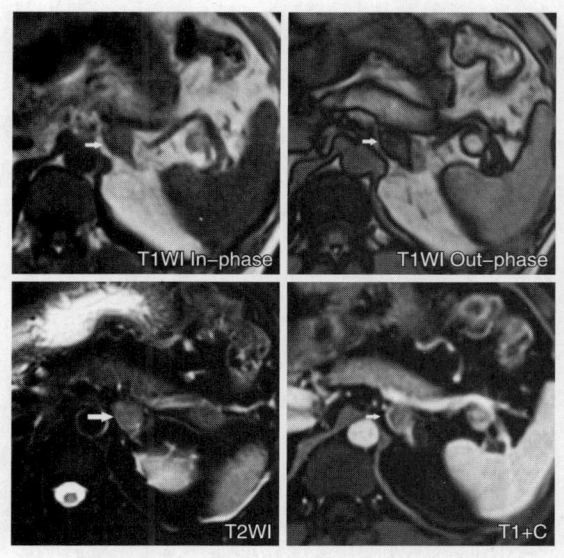

左肾上腺结节影，同相位T1WI呈稍高信号，反相位呈稍低信号，T2WI呈较高信号，增强扫描中度强化

图8-2 左肾上腺腺瘤

出血、坏死、囊变较多，梯度回波反相位上信号无变化。

（三）肾上腺嗜铬细胞瘤

【诊断与读片要点】

1. 肾上腺嗜铬细胞瘤绝大多数（约90%）发生

在肾上腺髓质，是源于交感神经嗜铬细胞的一种神经内分泌肿瘤，可产生和分泌儿茶酚胺，又称肾上腺髓质腺瘤。

2. 也称"10%肿瘤"：10%位于肾上腺外，10%为双侧，10%为多发，10%为恶性，10%为家族性。

3. 可发生于任何年龄，20～40岁多见。典型临床表现为继发性高血压，高血压发作时伴有头痛、多汗、心悸三联征，发作数分钟后症状缓解，约15%无高血压症状。实验室检查有尿儿茶酚胺及其代谢产物VWA等升高。

4. 肿瘤大小不等（直径1～10 cm），呈圆形、椭圆形或分叶状，T1WI呈低信号、少数为等信号，T2WI上由于肿瘤含水较多呈明显高信号，接近于脑脊液信号，坏死区呈T1WI低信号、T2WI高信号，多有出血、坏死和囊变区；增强扫描实质部分明显强化。见图8-3。

【鉴别诊断】

1. 肾上腺皮质癌：肿瘤生长较快，瘤体一般较大，形态不规则，可侵犯或包埋邻近血管，甚至远处转移。

2. 巨淋巴结增生症：T1WI多为等信号，T2WI多呈略高信号或中等高信号，内部信号均匀，坏死、出血及囊变极少见，增强扫描明显强化。

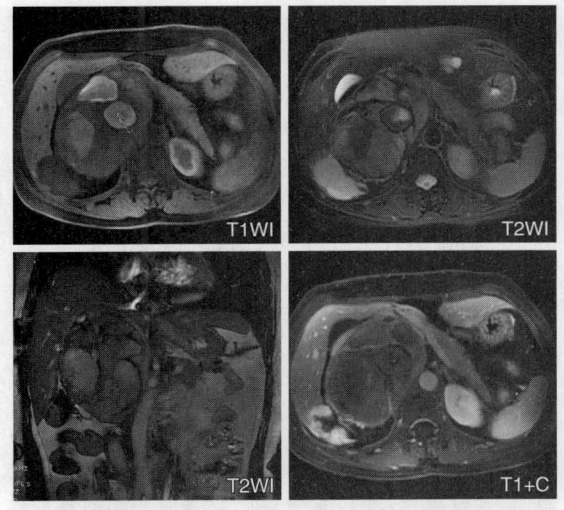

右肾上腺区混杂信号肿块影，边界清晰，以T1WI低信号、T2WI高信号为主，其内见囊变、出血，增强扫描明显、不均匀强化

图8-3　右侧肾上腺嗜铬细胞瘤

（四）肾上腺皮质癌

【诊断与读片要点】

1. 临床上较少见，恶性程度非常高，预后差，可发生于任何年龄，以小于5岁的幼儿及30~50岁成人多见。

2. 功能性和无功能性肾上腺皮质癌各占50%，无功能性者好发于老年人及男性患者，早期无症状；功能性者多见于儿童和青年人，主要表现为皮质醇增多症等内分泌功能紊乱征象。

3. MRI表现为肾上腺区软组织肿块影，呈分叶状，T1WI肿块呈等信号，与肝脏相仿，中央液化坏死呈低信号，出血为高信号；T2WI呈显著高信号，其内见坏死为更高信号。增强扫描肿块不均一强化。肿瘤侵犯下腔静脉时，其内流空信号消失。易合并邻近器官侵犯、淋巴结转移和远处转移征象。见图8-4。

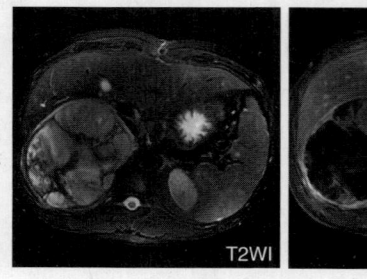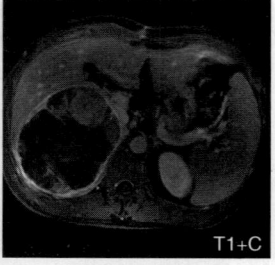

右肾上腺区占位，形态不规则，T2WI不均匀高信号，增强扫描明显、不均匀强化

图8-4　肾上腺皮质癌

【鉴别诊断】

1. 肾上腺嗜铬细胞瘤：T2WI上肿瘤呈明显高信号，高于脂肪的信号强度，患者多有典型的临床表现和生化异常改变。

2. 肾上腺转移瘤：常双侧出现，多无明显的功能性改变，有恶性肿瘤病史。

（五）肾上腺转移瘤

【诊断与读片要点】

1. 肾上腺是转移瘤的好发部位，且多发生于肾上腺髓质，在发生血行转移的器官中仅次于肝、肺、骨而居第四位，常双侧同时发生，主要来源于肺癌和乳腺癌。

2. 临床表现以原发癌表现为主，多无明显功能性表现。

3. MRI表现为单侧或双侧肾上腺区不规则或分叶状肿块，大小为2～5 cm，T1WI上肿块信号类似或低于肝实质信号，T2WI上信号高于肝实质，当发生坏死时可见T1WI更低信号、T2WI更高信号。增强扫描肿块周围呈不均匀结节状强化，中央坏死区无强化。见图8-5。

【鉴别诊断】

1. 肾上腺嗜铬细胞瘤：T2WI上肿瘤呈明显高信号，接近于脑脊液信号，多有出血、坏死和囊

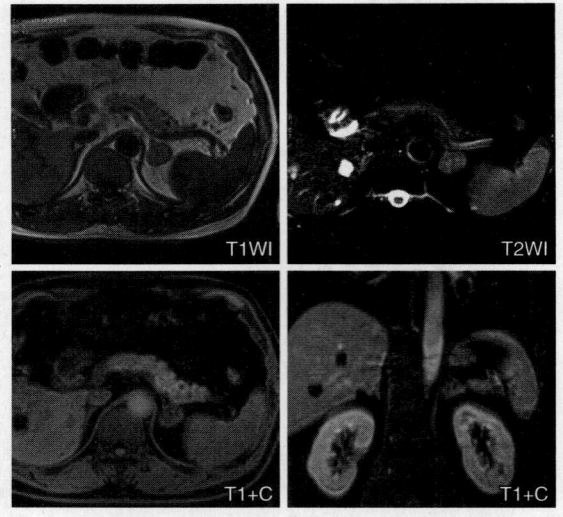

左肾上腺区结节影，增强扫描不均匀强化，患者有肺癌病史

图8-5 肾上腺转移瘤

变，根据临床病史及化验检查，无原发肿瘤病史。

2. 肾上腺皮质癌：T1WI呈等信号，与肝脏相仿，伴有出血为高信号；T2WI呈显著高信号，增强扫描肿块不均一强化。无原发肿瘤病史，肿瘤体积较大，多为单侧，功能性肾上腺皮质癌可有内分泌功能紊乱。

（六）肾上腺髓质脂肪瘤

【诊断与读片要点】

1. 肾上腺髓质脂肪瘤是一种较少见的良性无功能性肿瘤，可发生于肾上腺皮质或髓质，多见于40～70岁，单侧多见，且右侧多于左侧。

2. 病理上，肿瘤含有丰富成熟的脂肪组织和髓样组织，大部分肿瘤有假包膜，约20%合并钙化。

3. 肿块通常较大，呈类圆形，有包膜，信号不均匀，脂肪部分在T1WI、T2WI上均呈高信号，抑脂序列上信号强度明显下降。增强扫描肿块不均一强化。见图8-6。

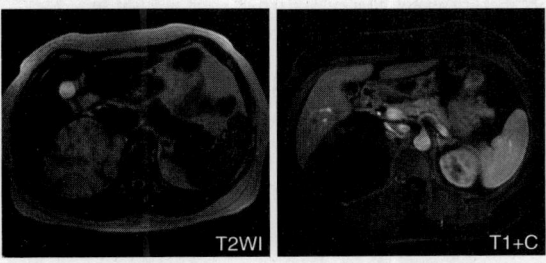

右肾上腺区团片状T2WI高信号，压脂相呈低信号，增强扫描无明显强化

图8-6 右肾上腺髓质脂肪瘤

【鉴别诊断】

肾血管平滑肌脂肪瘤：发生在肾上极并突入肾上腺区，肾上极不完整，肾上腺结构完整，富脂肪肿块，强化不均匀，但较明显，乏脂肪肿块呈"快进快出"强化方式。

三、腹膜后间隙其他病变

（一）腹膜后淋巴瘤

【诊断与读片要点】

1. 淋巴瘤为原发于淋巴结或淋巴组织的恶性肿瘤，分为霍奇金和非霍奇金两种，腹膜后淋巴瘤为全身淋巴瘤的一部分，可单发或为首发受累部位。

2. 常见于中年男性，常以无痛性、进行性浅表淋巴结肿大就诊，中晚期常见发热、贫血、消瘦、局部压迫等症状。

3. 腹膜后可见多个分散结节或成团的肿大淋巴结，T1WI上信号稍高于肌肉，低于周围脂肪，T2WI上信号明显高于肌肉，类似脂肪信号，应用脂肪抑制技术仍呈高信号，有坏死或钙化的淋巴结信号不均匀，增强扫描呈轻中度均匀强化，血管被包绕、移位，但血管边缘光滑，呈血管漂浮征。见图8-7。

4. 常伴全身其他部位淋巴结肿大，如盆腔、肠系膜、纵隔、腹股沟等。

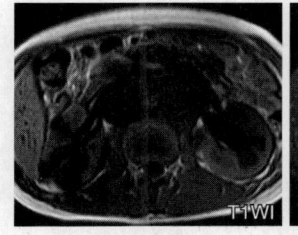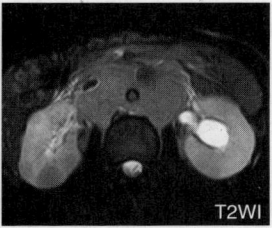

腹膜后片状软组织信号，形态不规则，边界不清，包绕而不侵犯腹主动脉

图8-7 腹膜后淋巴瘤

【鉴别诊断】

1. 腹膜后转移瘤：多发且较少环形强化，可单个或多个融合成块，腹腔积液多见，有原发肿瘤病史。

2. 腹膜后淋巴结结核：发病年龄以20～30岁多见，呈环形强化，腹腔积液因蛋白含量较高，于T1WI上显示高信号，常合并肺结核。淋巴结结核常先累及肠系膜、小网膜及腰2平面以上的腹膜后间隙淋巴结。

（二）腹膜后平滑肌肉瘤

【诊断与读片要点】

1. 腹膜后平滑肌肉瘤是起源于腹膜后平滑肌组织的恶性肿瘤，是较常见的原发性腹膜后恶性肿瘤，发病率仅次于腹膜后脂肪肉瘤。

2. 肿瘤多位于左上腹膜后，中老年女性多见。

3. MRI可见单发近似肌肉信号的软组织肿块，T1WI呈不均匀略低信号，T2WI为不均匀等信号或略高信号，体积大，常呈分叶状，与周围结构分界不清，肿块中央可见坏死囊变区，范围大时可类似囊肿信号，周围血管易受侵犯，尤其是下腔静脉和肾静脉。

4. 增强扫描动脉期肿瘤实质部分明显强化，静脉期持续强化，淋巴结转移少见。见图8-8。

【鉴别诊断】

1. 腹膜后脂肪肉瘤：病灶内可见在T1WI及T2WI上均呈高信号的脂肪影，抑脂序列呈低信号，肿块"见缝就钻"，增强扫描轻中度强化。

2. 恶性纤维组织细胞瘤：肿块内坏死更显著，囊变更明显，强化更显著。

（三）腹膜后转移瘤

【诊断与读片要点】

1. 全身各部位的恶性肿瘤均可发生腹膜后淋巴结转移，但以腹部恶性肿瘤、腹膜后恶性肿瘤多见。就腹膜后肿瘤而言，淋巴结转移瘤要多于原发肿瘤。

2. 多位于肾动脉水平腹主动脉旁，可见实质性肿块或淋巴结增大，实质性肿块无特征性，增大淋

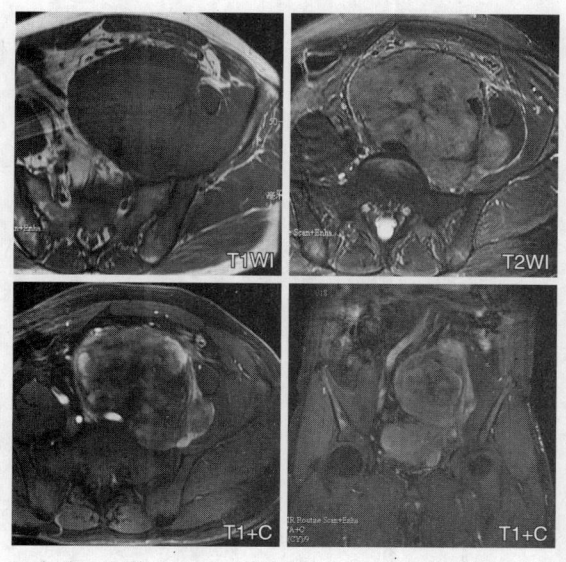

腹膜后块影，T1WI略低信号、T2WI略高信号，形态不规则，边界不清，增强扫描不均匀强化，邻近髂动脉受压、包绕

图8-8 腹膜后平滑肌肉瘤

巴结可呈单一或多个类圆形结节状软组织密度影，可融合成块，推移或包绕大血管，部分淋巴结可发生坏死；增强扫描呈轻度至明显均一或不均一强化。见图8-9。

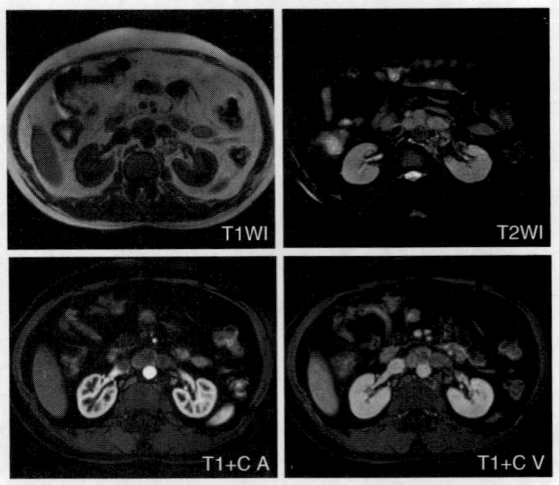

腹膜后多发结节状T1WI略低信号、T2WI略高信号，形态不规则，边界不清，增强扫描不均匀、环状强化

图8-9　腹膜后多发淋巴结转移瘤

【鉴别诊断】

1. 腹膜后淋巴瘤：无原发肿瘤病史，结节信号较均匀，融合成块后推移及包埋血管而不侵蚀血管。

2. 腹膜后淋巴结结核：发病年龄以20～30岁多见，呈环形强化，腹腔积液因蛋白含量较高，于

T1WI上显示高信号，常合并肺结核。淋巴结结核常先累及肠系膜、小网膜及腰2平面以上的腹膜后间隙淋巴结。

第九章 骨骼肌肉系统

一、骨骼肌肉系统的MRI检查方法

MRI是检查骨骼肌肉系统的重要手段，对各种正常软组织如脂肪、肌肉、韧带、肌腱、软骨、骨髓等，对各种病变如肿瘤、坏死、出血、水肿等都能很好地显示。但是MRI对钙化和细小骨化的显示不如X线和CT，因此对于多数骨和软组织病变，MRI检查应在X线平片的基础上进行。

平扫检查：MRI检查需要根据受检部位选择不同的体线圈或表面线圈，目的是提高信噪比（signal-noise ratio，SNR），使图像更清晰，自旋回波和快速回波的T1WI、T2WI是基本的扫描序列。脂肪抑制T1WI、T2WI及质子密度加权成像（PDWI）也是常用的序列，此时脂肪组织的高信号受到压抑，病变组织与正常组织的信号差别可更加明显，也可用于检测组织和病变中的脂肪成分。层面方向可以根据部位和病变选用横断、冠状、矢状或各种方向的斜切面。一般而言，对一个部位至少应有包括T1WI和T2WI在内的两个不同方向的切面检查。

增强检查：骨和软组织MRI增强扫描的目的和意义与CT增强扫描相同。MRI动态增强扫描，可以显示不同的组织以及病变内不同成分的信号强度随时间变化的情况，据此可以了解它们的血供状态。此外，扩散加权成像（DWI）、磁共振波谱（MRS）等功能成像技术均有助于对病变性质的判定。

二、骨关节外伤

（一）骨折

【诊断与读片要点】

骨折是指骨的连续性中断，包括骨小梁和/或骨皮质的断裂。根据作用力的方式和骨本身的情况，骨折可分为创伤性骨折、疲劳骨折和病理骨折。MRI能更清晰地显示软组织、脊髓、软骨和骨成分，更精确地显示损伤全貌。骨折在T1WI上表现为线样低信号，与骨髓的高信号形成鲜明的对比，T2WI上为稍高信号，代表水肿或者肉芽组织，随着骨折断端出血时间的变化及肉芽组织的形成与演变，也可表现为多种信号；抑脂序列（STIR）能显现高信号骨折线及周围斑片状的骨髓水肿、出血等异常信号。见图9-1。

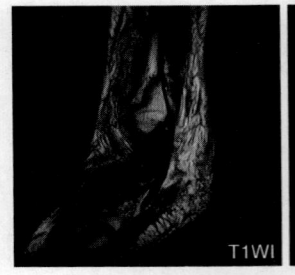
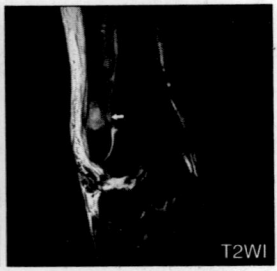

图9-1 腓骨远端骨折

（二）关节外伤

【诊断与读片要点】

解剖结构复杂部位的关节创伤，特别是关节囊撕裂、半月板损伤和关节软骨骨折等情况，应首选MRI进行检查。关节脱位的重要征象是关节正常解剖关系丧失。关节损伤时，韧带、肌腱的牵拉可造成关节附近骨折，以骨质撕脱多见。还可合并关节积血、韧带撕裂和关节面软骨骨折。肌腱损伤时T1WI或质子密度加权成像可见损伤处局限性、线状或弥漫性高信号，半月板损伤表现为半月板内点状、线状或者条状高信号。见图9-2。

（三）软组织损伤

【诊断与读片要点】

1. 软组织损伤指软组织受到直接或间接暴力，

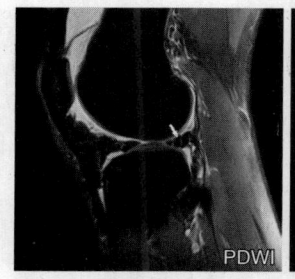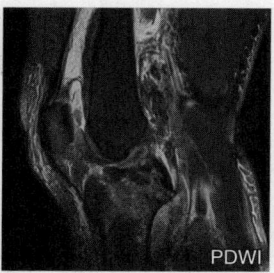

（1）半月板后角撕裂　　（2）关节囊积液及周围软组织水肿

图9-2　关节外伤

或长期慢性劳损引起的一大类创伤综合征。临床表现为局部肿胀、疼痛。

2. 肌肉、肌腱的损伤临床上分为3度：Ⅰ度牵拉伤，MRI表现为肌肉、肌腱的形态如常，T1WI常呈等信号，T2WI和抑脂序列上损伤区呈高信号；Ⅱ度为部分撕裂，MRI表现为肌肉、肌腱局部不连续、缺如或变薄、松弛，损伤区水肿和出血较Ⅰ度损伤更明显；Ⅲ度为完全撕裂，MRI表现为肌肉、肌腱的交界部或肌腱、韧带的连续性中断，断裂处充满液体，并有广泛出血。见图9-3。

【鉴别诊断】

软组织肿瘤：无明显诱因，无外伤史，病史

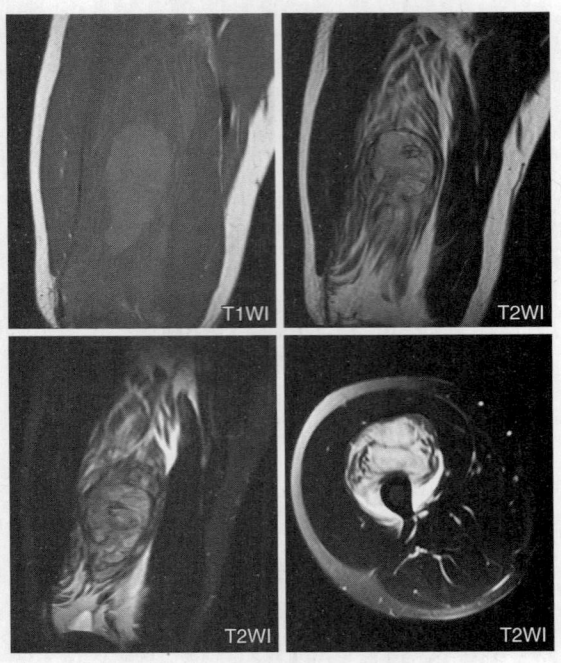

图9-3 软组织损伤伴血肿形成

长，MRI表现为囊性、实性或囊实性肿块，肿块周围软组织肿胀不如外伤后明显。

三、骨、软骨缺血坏死

（一）股骨头缺血性坏死

【诊断与读片要点】

1. 股骨头缺血性坏死是由于股骨头完全或部分缺血导致的骨坏死。

2. 好发于30～60岁男性，多双侧受累，临床表现主要为髋部疼痛、活动受限、跛行、"4"字实验阳性，晚期可伴髋关节畸形。

3. MRI可显示早期X线平片及CT阴性的股骨头缺血性坏死。早期病变出现于股骨头负重部位即前下方，表现为T1WI低信号、T2WI高信号；双线征为典型征象，表现为T2WI序列内高外低两条并行异常信号带（低为增生硬化、高为肉芽组织修复）；晚期病变表现为股骨头塌陷、碎裂，出现混杂异常信号，关节间隙变窄合并退行性变。见图9-4。

【鉴别诊断】

1. 髋关节结核：临床上有低热、盗汗、消瘦病史，骨质破坏先累及髋关节，后累及股骨头，部分患者伴有死骨形成及冷脓肿，可予以鉴别。

2. 退行性骨关节炎：发病年龄较大，以骨质增生为主，关节面下囊变为主要表现，股骨头及髋关

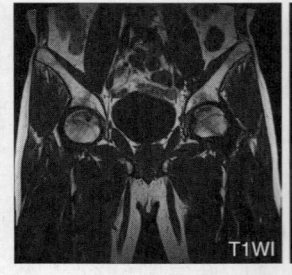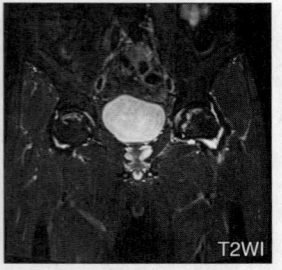

双侧股骨头关节面下线状、斑片状T1WI低信号、T2WI高信号，边界不清，左侧股骨头轻度塌陷

图9-4　双侧股骨头缺血性坏死

节同时受累，一般无股骨头塌陷。

（二）骨梗死

【诊断与读片要点】

1. 骨梗死是指干骺端和骨干的骨细胞及骨髓细胞因缺血而引起的坏死。好发于股骨下段、胫骨上段、肱骨上段，常为对称性及多发性。

2. 常见病因有镰状细胞贫血、减压病、动脉硬化所致骨内血管血栓、狭窄等。

3. 病变区呈地图样改变是骨梗死的典型MRI表现。早期：T1WI梗死区中央与周围正常骨髓组织相比呈中等信号或略低信号，梗死区周边为迂曲蜿行的、边界清楚的低信号带；T2WI梗死区中央呈中等信号或略高信号，边缘呈迂曲的高信号带。中期：梗死区周边T2WI呈内高外低的双信号带。晚期：T1WI、T2WI梗死区中央及周边均呈不均匀低信号。见图9-5。

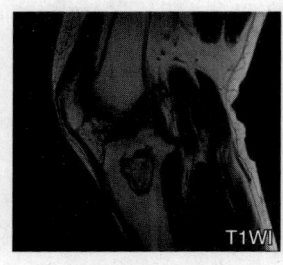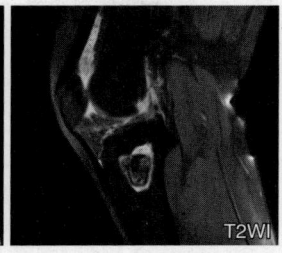

胫骨上段团片状等信号影，其内见斑片状T1WI低信号、T2WI高信号，形态不规则，周围可见硬化带及片状水肿

图9-5 骨梗死

【鉴别诊断】

1. 慢性化脓性骨髓炎：主要表现为骨干广泛性的增生硬化，可伴有脓腔及死骨的存在，骨膜反应明显，致髓腔变窄，骨干增粗，部分伴有窦道形成。

2. 骨结核：表现为骨骺或干骺端的局限性不规则骨质破坏区，内可见砂粒状死骨，但骨质破坏区边缘无骨质硬化，无地图样改变。

四、骨关节感染

（一）急性骨髓炎

【诊断与读片要点】

1. 急性骨髓炎好发于儿童和少年，常由于金黄色葡萄球菌进入骨髓所致。

2. 临床上急性期表现为高热、寒战、血液白细胞数增多等急性中毒症状，局部患肢剧痛，可见局部皮肤红肿灼热，压痛显著。成人急性炎症表现可较轻。

3. T1WI表现为低信号或中等信号，与高信号的黄骨髓形成鲜明对比，T2WI上炎症组织、水肿、脓液和出血呈高信号，死骨呈低信号。骨膜反应表现为与骨皮质相平行的细线状高信号，外缘为骨膜骨化的低信号线。增强扫描病变区明显强化，坏死液化区无强化，合并脓肿则脓肿壁常较厚且不规则。见图9-6。

【鉴别诊断】

成骨肉瘤：发生于干骺端，骨质破坏较明显，骨破坏周围不一定有骨质增生（包括瘤骨、反应性成骨和骨膜新生骨），可见新生骨膜破坏，常伴周围软组织肿块。

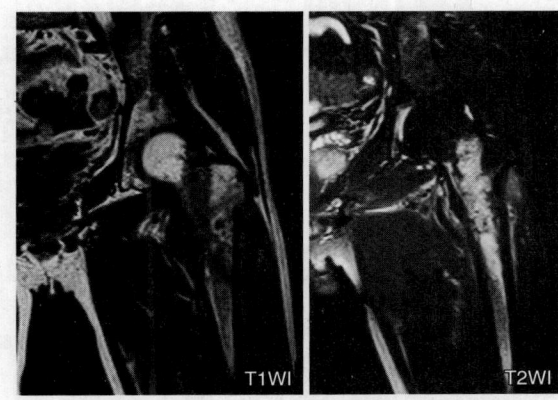

左股骨中上段骨髓腔内斑片状T1WI低信号、T2WI高信号，边界不清，骨膜增厚，周围软组织肿胀

图9-6 股骨近端急性骨髓炎

（二）慢性骨髓炎

【诊断与读片要点】

1. 慢性骨髓炎是急性化脓性骨髓炎未得到及时而充分治疗的结果。病变早期破坏区内充满脓性渗出液，后为肉芽组织代替，周围骨质增生硬化。骨膜反应与死骨少见。

2. MRI表现：骨皮质不均匀增厚，T1WI、T2WI均为低信号，局部骨髓腔可变窄，水肿、炎性病变、肉芽组织和脓液在T1WI上均呈低信号，在T2WI上为明显高信号，中央可见不规则液化区，呈T1WI低信号、T2WI高信号，边界清晰，病灶区与正常髓腔分界清楚。周围感染的软组织肿胀，呈T1WI低信号、T2WI高信号改变，增强扫描有强化。见图9-7。

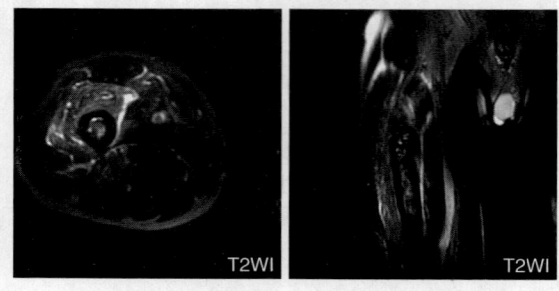

右侧股骨中上段骨皮质增厚，骨髓腔内斑片状T2WI高信号，边界不清，周围软组织肿胀

图9-7 股骨中上段慢性骨髓炎

【鉴别诊断】

骨样骨瘤：骨样骨瘤一般为中等信号，瘤巢周围可围绕骨质硬化环，周围骨质无水肿，邻近软组织无肿胀。

（三）化脓性关节炎

【诊断与读片要点】

1. 为细菌感染骨膜而引起关节的化脓性炎症，可发生于任何年龄，以儿童多见。

2. 全身关节均可受累，但以承重关节多见，多为单发。致病菌进入关节首先引起滑膜充血、水肿、白细胞浸润和关节内浆液渗出。以后，滑膜坏死，关节腔内为脓性渗液，白细胞分解释放出大量蛋白酶，它能溶解软骨和软骨下骨质。愈合期，关节腔形成肉芽组织，最后发生纤维化或骨化，使关节形成纤维性强直或骨性强直。

3. MRI表现：局限性软骨及软骨下骨质破坏，关节面软骨破坏呈T1WI低信号、T2WI等信号的虫蚀状或小片状软骨缺损，关节面下骨质破坏呈局灶性T1WI低信号、T2WI高信号。关节腔内可有积液，可见关节滑膜增生。关节软组织肿胀，边界不清，呈T2WI高信号。增强扫描弥漫强化。晚期关节软骨大量破坏、消失，为纤维组织和肉芽组织所取代，关节间隙变窄或消失。见图9-8。

【鉴别诊断】

骨关节结核：发病缓慢，有明显关节周围骨质疏松。骨侵蚀常限于关节边缘部。晚期出现纤维性强直。

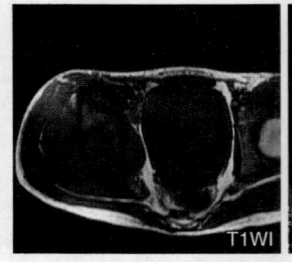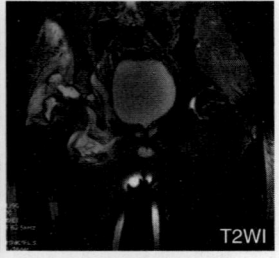

右髋关节间隙变窄，关节各骨不规则骨质破坏，关节腔积液，周围软组织肿胀

图9-8　髋关节化脓性关节炎

（四）骨关节结核
【诊断与读片要点】

1. 骨关节结核大多数是体内其他部位结核灶的结核菌经血行播散的结果。

2. 好发于儿童及青少年，临床表现多较轻微。表现为低热、乏力，局部症状为疼痛、肿胀和功能障碍。依据发病部位可分为骨型关节结核及滑膜型关节结核。

3. MRI表现：关节腔积液，滑膜肿胀充血，可见结核肉芽组织，软骨及软骨下骨质破坏，关节周围有冷脓肿。增强扫描，关节囊和脓肿壁呈现均匀强化。

4. 滑膜型关节结核早期可见关节周围软组织肿胀，肌间隙模糊，关节囊内大量积液，关节滑膜增厚；进一步发展可见关节腔内肉芽组织形成，在T1WI为低信号，在T2WI呈等高混合信号。关节软骨破坏表现为软骨不连续、碎裂或大部分消失。关节面下骨质破坏区内的肉芽组织信号特点与关节腔内肉芽组织相同，若为干酪样坏死则T2WI呈高信号。见图9-9。

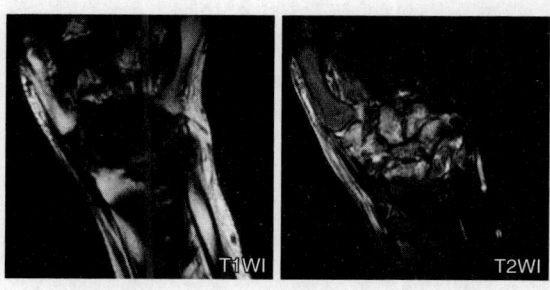

腕关节间隙变窄，广泛骨质破坏，边界不清，周围软组织肿胀

图9-9 腕关节结核

【鉴别诊断】

化脓性关节炎：起病急，症状体征明显且较严重，病变进展快，因关节软骨较早破坏而出现关节间隙狭窄，常为匀称狭窄。骨破坏发生在承重面，

同时伴有增生硬化，骨质疏松不明显。最后多形成骨性僵直。

五、常见关节病变

（一）退行性骨关节炎

【诊断与读片要点】

1. 退行性骨关节炎是一种由于关节软骨退行性改变而导致关节症状及体征的慢性骨关节病。主要为承重及多动大关节受累，临床表现为活动后关节疼痛。

2. MRI可以清晰地显示关节软骨退行性变、损伤的一系列变化。早期关节软骨肿胀表现为关节软骨T2WI信号增高，滑膜增生渗出表现为关节腔积液、滑膜增厚，之后软骨变薄、磨损出现关节面毛糙，软骨变薄、软骨下囊变、骨髓水肿，表现为关节软骨下小囊状、斑片状影，T1WI呈低信号，T2WI呈高信号。

3. 后期软骨纤维化及骨赘形成，表现为T1WI、T2WI低信号，关节间隙变窄，关节畸形。见图9-10。

【鉴别诊断】

1. 类风湿性关节炎：最先以累及手足小关节为主，骨质疏松较骨质增生明显，多伴有软组织肿

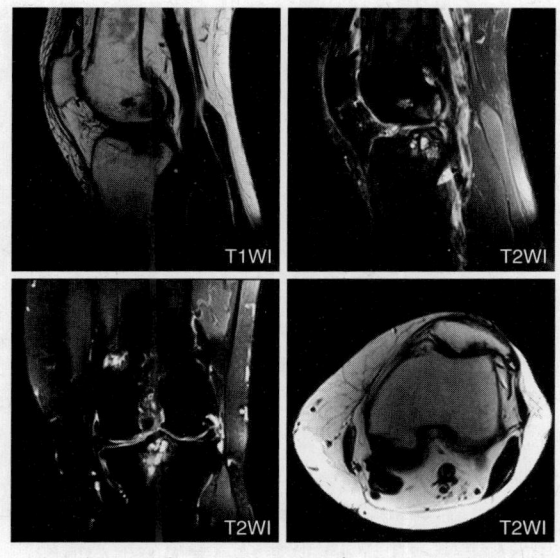

膝关节间隙变窄，关节面软骨变薄，关节面下多发囊变

图9-10　膝关节退行性变

胀，部分患者MRI表现可伴有血管翳，临床表现上类风湿因子阳性，有晨僵病史。

2. 痛风性关节炎：多为间歇性发作，常累及第一跖趾关节，男性多见，软骨、韧带、肌腱、滑膜囊可见痛风结节形成，关节软组织肿胀明显，一般无骨质增生，急性期临床上有血尿酸增高。

（二）痛风性关节炎

【诊断与读片要点】

1. 痛风性关节炎为嘌呤代谢紊乱、表现为尿酸增高的疾病，病理上表现为尿酸盐沉积于软骨、韧带、滑膜囊、皮下组织产生异物炎性反应。

2. 男性多见，以疼痛为主要临床症状，起病急骤，累及第一跖趾关节最为常见。

3. MRI可以更敏感地显示痛风性关节炎早期关节软组织对尿酸盐沉积的炎性反应，主要表现为关节腔积液及滑膜增厚，沉积物表现为T1WI低信号、T2WI高信号；进展期沉积的尿酸盐对骨质、软骨产生压迫吸收，MRI表现为浅弧形压迹或半圆形骨质缺损。

4. 后期痛风结节增多、增大伴纤维化，T1WI呈较低信号，T2WI呈低信号、等信号或高信号，最终大范围骨质破坏，邻近骨质增生硬化导致关节间隙变窄甚至消失；增强扫描痛风结节可以明显强化。见图9-11。

【鉴别诊断】

1. 退行性关节炎：多见于老年人，主要累及负重关节，关节腔积液及滑膜增厚无痛风性关节炎明显，无血尿酸的升高及痛风结节的形成。

2. 类风湿性关节炎：手足小关节的侵犯多为对

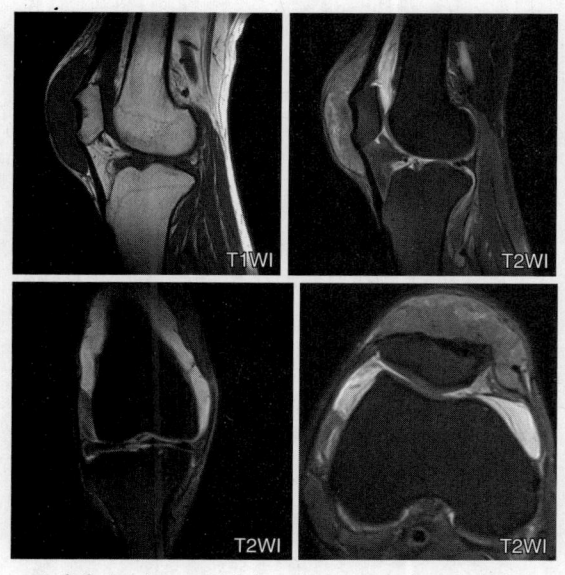

髌骨骨质破坏，邻近软组织内片状沉积物，滑膜增厚，关节囊内积液

图9-11 痛风性膝关节炎

称性，无痛风结节形成，关节囊周围可见血管翳，多位于滑膜周围，临床上类风湿因子阳性可予以鉴别。

（三）类风湿性关节炎

【诊断与读片要点】

1. 本病是一种自身免疫介导的、以侵犯关节滑膜为主要特征的炎症，常在手足小关节起病，具有多发性、对称性特点。

2. 主要病变位于滑膜，病理表现为滑膜增生、炎症，肉芽组织形成、纤维化。

3. MRI表现：早期手足小关节对称性梭形软组织肿胀，滑膜增厚，关节腔积液，随后出现关节间隙变窄，血管翳形成（表现为T1WI低信号、T2WI高信号，增强扫描呈明显强化），关节软骨边缘骨质侵蚀，软骨下囊变、纤维化，晚期骨质疏松明显，骨质吸收破坏严重，可出现关节半脱位。见图9-12。

【鉴别诊断】

1. 骨关节结核：多见于单个承重大关节，关节软骨和骨质破坏发展快且严重，关节骨质破坏从非承重面开始，呈虫蚀状、鼠咬状。

2. 痛风性关节炎：多为间歇性发作，主要累及第一跖趾关节，晚期关节间隙变窄，软骨、肌腱、韧带附着处痛风结节形成，急性期血尿酸增高。

3. 退行性骨关节炎：骨质增生较为明显，关节腔积液及滑膜炎一般较轻，晚期关节间隙变窄，伴骨质关节面的硬化及囊变。

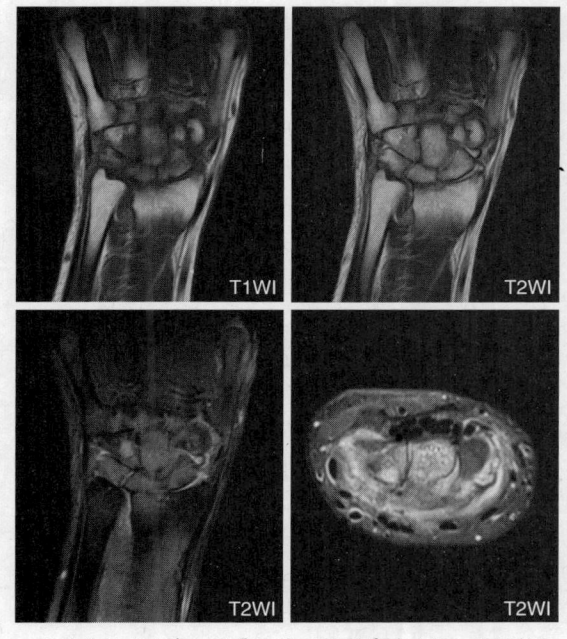

腕关节间隙变窄，腕骨边缘不规则骨质破坏，周围软组织肿胀

图9-12 类风湿性腕关节炎

（四）色素沉着绒毛结节性滑膜炎
【诊断与读片要点】

1. 本病是一种少见的来源于关节滑膜、滑囊及

腱鞘的增生性疾病，以滑膜高度增生伴棕黄色含铁血黄素沉着、结节及绒毛增生为特点。

2. 好发于青少年，最常见于膝关节，临床表现以疼痛、肿胀为主，可触及包块。

3. MRI主要表现为滑膜增厚，滑膜单发或多发结节样软组织团块影，边界较清晰，T1WI呈低信号，T2WI早期因病灶内含有较多血管翳而呈高信号，晚期由于含铁血黄素的沉积而呈低信号；邻近骨质出现压迫性侵蚀，多呈囊性，边缘硬化；增强扫描，增厚的滑膜结节明显强化。见图9-13。

【鉴别诊断】

1. 滑膜骨软骨瘤病：滑膜增厚相对不明显，晚期可出现游离体伴钙化，T2WI见无含铁血黄素沉积的特异性低信号改变。

2. 单纯性滑膜炎：滑膜增厚的程度比较轻且规则，关节面一般较为光整，局部无结节或软组织肿块。

六、常见骨肿瘤及肿瘤样病变

（一）骨样骨瘤

【诊断与读片要点】

1. 骨样骨瘤是由成骨细胞及其骨样组织所构成的良性骨肿瘤。

2. 多见于30岁以下的青少年，以胫骨及股骨多

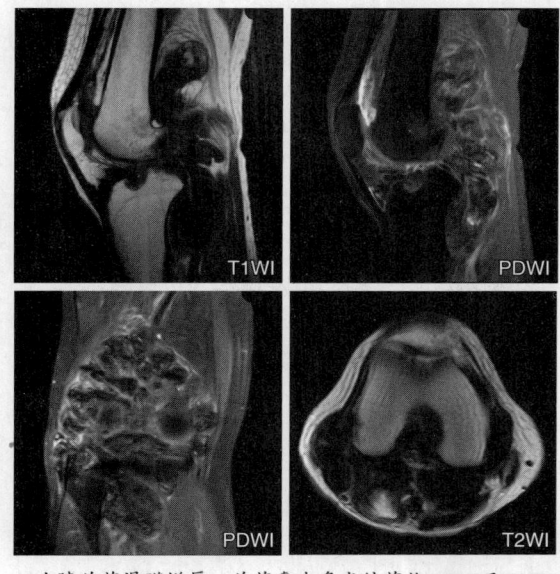

右膝关节滑膜增厚，关节囊内多发结节状T1WI及T2WI低信号

图9-13　膝关节色素沉着绒毛结节性滑膜炎

见，多发生于长管状骨骨干的骨皮质。

3. 症状以局部疼痛为主，服用水杨酸类药物可缓解疼痛为本病特点。

4. MRI表现：瘤巢在T1WI上与肌肉信号相

近，T2WI呈低信号、中等信号或高信号；周边硬化带T1WI及T2WI均呈低信号；病变周围可见骨质增生硬化边缘，T1WI、T2WI均呈低信号；增强扫描后多数瘤巢强化明显。见图9-14。

【鉴别诊断】

1. 骨脓肿：临床表现有红肿热痛症状，病灶多位于骨松质或髓腔内，而骨样骨瘤病灶多位于骨皮质，增强扫描骨样骨瘤由于血供丰富可明显强化，而骨脓肿内部脓腔一般无强化。

2. 骨母细胞瘤：组织学上与骨样骨瘤鉴别困难，但骨母细胞瘤瘤巢多大于2 cm，且瘤巢多位于骨松质，骨样骨瘤常具有局限性骨质增生。

（二）骨肉瘤

【诊断与读片要点】

1. 骨肉瘤为起源于间叶组织，以瘤性成骨细胞直接形成骨样组织和骨质为特征的最常见的原发性恶性骨肿瘤，好发于青少年，男性较多，长骨干骺端为好发部位。

2. 骨肉瘤恶性程度高、进展快，多早期发生远处转移。临床症状表现为疼痛、局部肿胀、运动障碍。实验室检查多有碱性磷酸酶的升高。

3. 根据骨质破坏及肿瘤骨的多少，可将骨肉瘤分为3型：①硬化型，以肿瘤新生骨形成为主；②溶

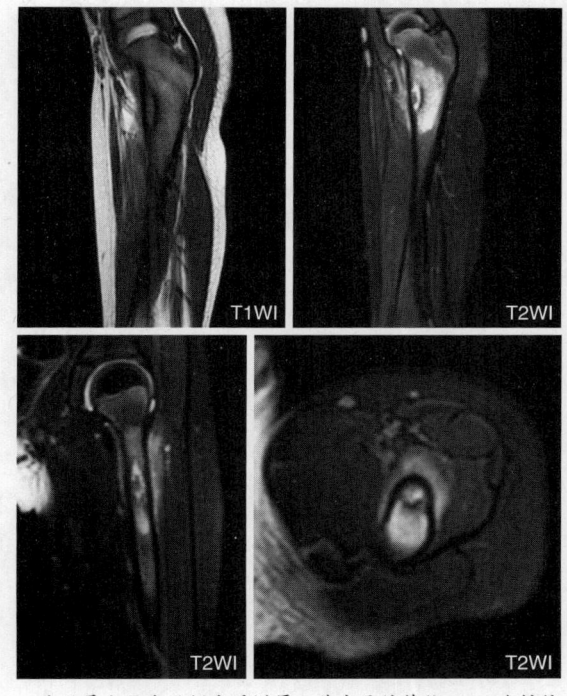

左股骨上段内后侧皮质增厚，其内见结节状T1WI略低信号、T2WI略高信号，邻近骨骨髓水肿，周围软组织稍肿胀

图9-14 骨样骨瘤

骨型，以骨质破坏为主；③混合型，硬化型及溶骨型并存。

4. MRI表现：骨肉瘤表现为干骺端偏心性生长的肿块，肿块信号多不均匀，T1WI表现为等或低信号，T2WI多表现为混杂信号，成骨型骨肉瘤以低或等信号为主，溶骨型骨肉瘤多表现为等或高信号。若肿瘤组织内伴有出血，则T1WI可表现为高信号。

5. 肿块边界欠清，邻近骨质无硬化，常破坏骨皮质而在周围形成软组织肿块；可见骨膜反应及骨膜破坏；髓腔内和软组织肿块内可见T1WI及T2WI均表现为低信号的肿瘤骨。见图9-15。

【鉴别诊断】

1. 化脓性骨髓炎：病变范围广泛，以骨膜增生为主，骨膜反应程度与骨质破坏、增生程度一致，早期伴有软组织肿胀，而骨质破坏后软组织肿胀较前减轻。

2. 溶骨型骨转移瘤：一般发病年龄较大，常为多处发病，以骨质破坏为主，多伴有软组织肿块，一般无骨膜反应。

（三）软骨母细胞瘤

【诊断与读片要点】

1. 软骨母细胞瘤又称成软骨细胞瘤，是一种起源于成软骨细胞或成软骨结缔组织的良性骨肿瘤。

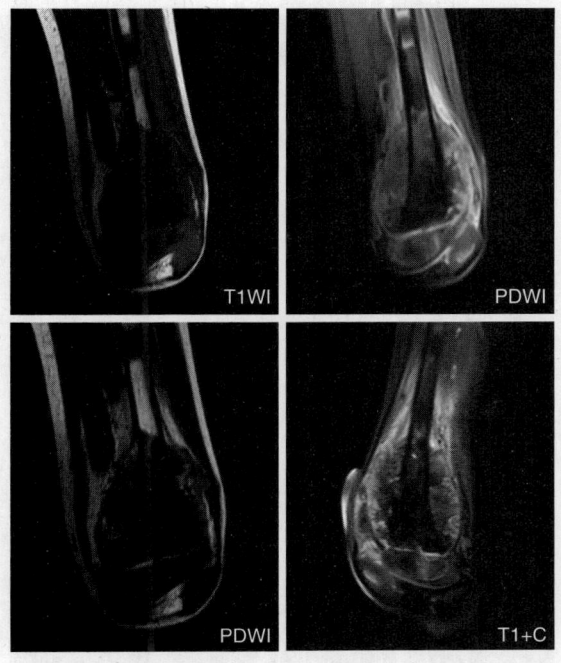

股骨下段骨质破坏伴软组织肿块形成，骨膜增生、中断

图9-15 股骨远端骨肉瘤

2. 年轻人多见，多发生于长骨干骺端，病变发展缓慢，临床症状轻微、不典型。

3. MRI表现：T1WI以等信号或低信号为主，

T2WI以中高信号为主，当肿瘤内伴有钙化、出血、囊变等改变时呈现混杂信号；病灶周围可伴有骨髓水肿，呈T1WI低信号、T2WI高信号；骨膜增生主要表现为骨皮质的增厚，在T2WI上呈低信号；增强扫描肿瘤组织呈明显、不均匀强化。见图9-16。

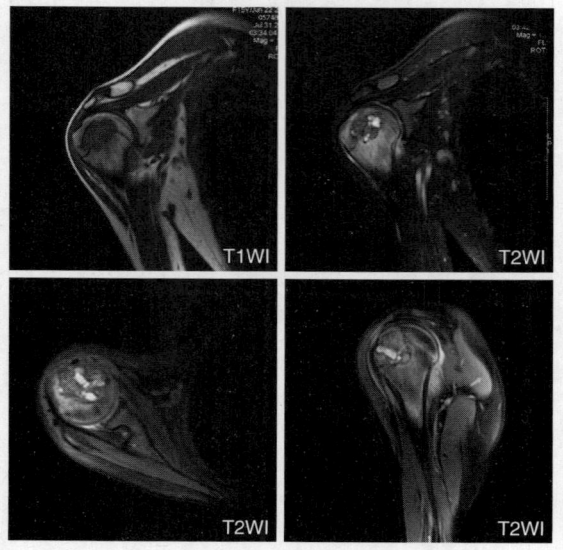

肱骨头骨质破坏，呈T1WI低信号、T2WI略高信号，其内信号混杂

图9-16 肱骨软骨母细胞瘤

【鉴别诊断】

1. 骨巨细胞瘤：多见于干骺愈合后的骨端，骨质破坏区横向膨胀性骨质破坏较为明显，可见皂泡样改变，肿瘤周边常不伴硬化带，内无钙化灶。

2. 动脉瘤样骨囊肿：好发于干骺端，膨胀性生长较为明显，MRI多可见液-液平面。

3. 内生性软骨瘤：病灶内也可见斑片状钙化斑，但多见于成年人手、足短管状骨，膨胀一般向骨干方向发展。

（四）骨软骨瘤

【诊断与读片要点】

1. 骨软骨瘤又名外生性骨疣，是最常见的良性骨肿瘤，一般位于长管状骨的干骺端，由骨性基质、软骨帽、纤维包膜构成。

2. 有单发与多发两种，以单发多见，多发骨软骨瘤多与遗传有关。多无明显临床症状，周围软组织受压可表现为疼痛。

3. MRI表现为长管骨背离关节面生长的骨性赘生物，与母体骨相延续，其内信号特点与母体骨相同；软骨帽在T1WI表现为低信号，在T2WI抑脂序列表现为高信号。见图9-17。

【鉴别诊断】

1. 骨旁骨瘤：肿瘤来源于骨皮质，表现为骨皮

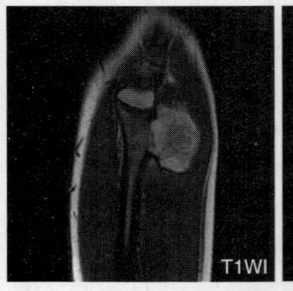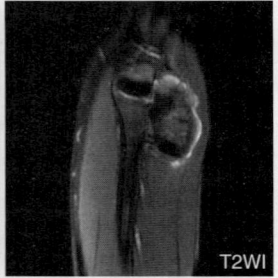

胫骨上段结节状骨性突起，表面可见软骨，呈线状T1WI低信号、T2WI高信号

图9-17 骨软骨瘤

质旁斑片状、结节状T1WI及T2WI低信号，边界较清晰，不与骨髓腔相通。

2. 软骨肉瘤：MRI显示的软骨帽厚度大于2 cm，提示有恶变的可能性，软骨肉瘤周围多伴有软组织肿块，邻近骨质吸收破坏，内可见斑片状T1WI、T2WI低信号钙化灶。

（五）软骨黏液纤维瘤

【诊断与读片要点】

1. 软骨黏液纤维瘤为软骨来源的较为少见的良性骨肿瘤，病理成分为不同比例的纤维黏液组织及软骨组织。

2. 常见于10~30岁，四肢长骨多见，最常见于胫骨近端、股骨远端。临床表现为局部软组织肿块，局部疼痛，病程较长。

3. MRI表现为不均匀混杂信号，T1WI以稍低信号或等信号为主，可夹杂等高信号（出血），T2WI以高信号为主，内可夹杂等低信号（纤维成分），骨性分隔影主要呈等或低信号；病变可累及骨皮质，伴有少许软组织肿胀；增强扫描不均匀强化。见图9-18。

【鉴别诊断】

1. 骨巨细胞瘤：骨巨细胞瘤的发病年龄相对较大，骨性间隔相对较细，膨胀更为明显，典型者其内呈皂泡样改变，边缘处多无硬化边，内一般无钙化。

2. 动脉瘤样骨囊肿：以骨皮质膨胀性生长为主，边缘可见骨性包壳包绕，其间隔较细而密，常伴有出血而MRI表现为液-液平面。

3. 多房性骨囊肿：中心膨胀性生长，无分叶，多无硬化边，内无钙化。

（六）内生软骨瘤

【诊断与读片要点】

1. 内生软骨瘤为发生在髓腔内较为常见的良性骨肿瘤。

2. 好发于11～30岁男性，多见于四肢短管状

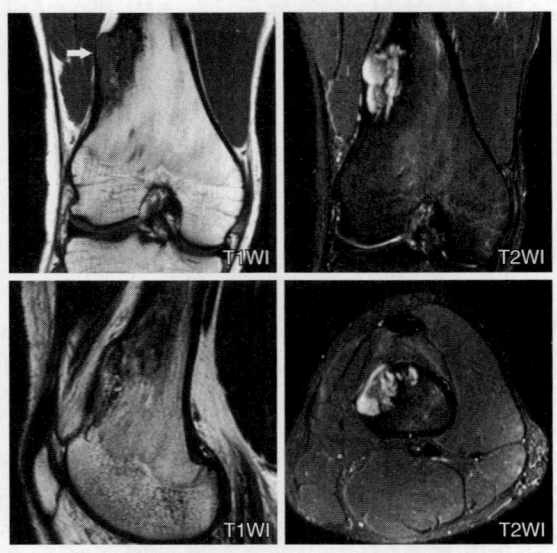

股骨下段局限性骨质破坏，呈T1WI低信号、T2WI高信号，内见线状分隔，邻近骨皮质不连续

图9-18　股骨远端软骨黏液纤维瘤

骨，以指、掌骨最为多见，多无明显临床症状。

3. 病理：由分叶状的透明软骨细胞组成，软骨基质内常伴有程度不一的钙化，偶尔可见液化坏死及囊变。

4. MRI表现：表现为髓腔内膨胀性生长的异

常信号，边界较清晰，边缘较规则，无明显硬化；T1WI呈中低信号，T2WI呈等高信号，内可见斑片状钙化灶，呈T1WI、T2WI低信号，增强扫描呈特征性的分隔状强化。见图9-19。

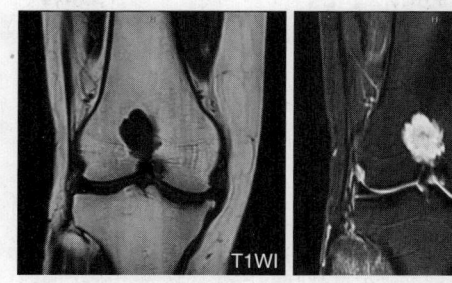

股骨下端骨髓腔内结节状T1WI略低信号、T2WI略高信号，分叶状，其内信号不均，边缘轻度硬化

图9-19 股骨远端内生软骨瘤

【鉴别诊断】

1. 骨巨细胞瘤：多发于长骨骨端，偏心性膨胀性骨质破坏较为明显，内可见骨嵴，呈分隔状，一般骨质破坏区内无钙化灶。

2. 骨囊肿：极少见于短状骨，为边界清晰的囊性病灶，可有硬化边，内无钙化灶，膨胀性生长的程度较低，囊内容物在T1WI呈中等信号，在T2WI呈高信号，内信号较均匀。

3. 骨纤维结构不良：膨胀性骨质破坏范围往往更大，一般无硬化边，可表现为磨玻璃样或丝瓜瓤样改变。

（七）软骨肉瘤

【诊断与读片要点】

1. 软骨肉瘤为起源于软骨组织的恶性骨肿瘤，在恶性骨肿瘤中发病率仅次于骨肉瘤，有原发性和继发性两种，后者由骨软骨瘤、内生性软骨瘤恶变而成。

2. 好发年龄为40～60岁，以骨盆、股骨、胫骨、颅底多见。

3. MRI表现：骨髓腔内分叶状软组织肿块影，边界不清，T1WI为等低信号，T2WI为等高信号，内信号不均匀，部分可见分隔；多钙化，表现为斑片状、斑点状T1WI及T2WI低信号，增强扫描肿块呈明显强化。见图9-20。

【鉴别诊断】

1. 骨肉瘤：发生于干骺端的中心型软骨肉瘤需与骨肉瘤鉴别。骨肉瘤发病年龄较小，病情进展快，以骨质破坏及软组织肿块为主要表现，但其内一般无砂粒状死骨，CT还可以见象牙质样肿瘤骨及骨膜反应。

2. 内生软骨瘤：病灶范围较局限，多无软组

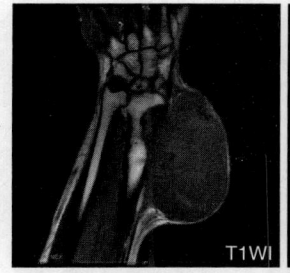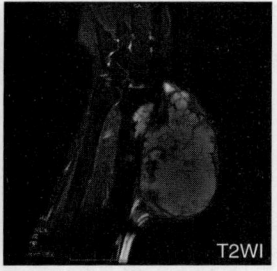

桡骨远段骨质破坏伴巨大软组织肿块形成，分叶状，边界不清，其内信号不均，见小结节状低信号钙化

图9-20 软骨肉瘤

肿块，骨皮质受累少见。

（八）骨巨细胞瘤

【诊断与读片要点】

1. 骨巨细胞瘤起于骨骼非成骨性结缔组织，是由骨髓间质细胞分化而来，以单核细胞为主要成分的溶骨性肿瘤。

2. 好发于骨端关节面下，偏心，多横向发展。据单核细胞和多核巨细胞的组织学特点，可分为三级。Ⅰ级为良性，Ⅱ级为过渡类型，Ⅲ级为恶性。

3. MRI表现为骨端偏心性、膨胀性骨质破坏，其内可见分隔，呈皂泡样改变，T1WI呈低信号，T2WI呈高信号，瘤内夹杂不规则形低信号、等信号和高信号区，增强扫描不均匀强化。部分病例瘤内可见低信号的含铁血黄素沉积。见图9-21。

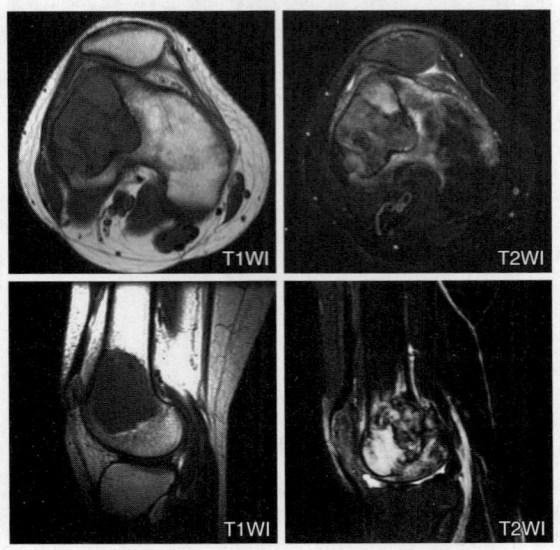

股骨下端偏心性骨质破坏，以囊性信号为主，其内见多发分隔

图9-21 股骨远端骨巨细胞瘤

4. 良性者边界多清晰；恶性者肿瘤与正常骨交界处模糊，有虫蚀状、筛孔状骨破坏，骨性包壳和骨嵴残缺不全，骨膜增生显著，可有Codman三角，

软组织肿块较大，超出骨性包壳的轮廓。

【鉴别诊断】

1. 骨囊肿：多在干骺愈合前发生，位于干骺端而不在骨端。骨囊肿膨胀不如骨巨细胞瘤明显，而且是沿骨干长轴发展的。

2. 成软骨细胞瘤：好发于四肢长骨干骺愈合前的骨骺，多发生于20岁以下的患者。骨壳较厚且破坏区内可见钙化影。

（九）尤因肉瘤

【诊断与读片要点】

1. 尤因肉瘤起源于骨髓的间充质结缔组织，又名未分化网状细胞肉瘤。若发生在骨外软组织，称髓外尤因肉瘤。

2. 发生部位与年龄及红骨髓的分布有关，好发年龄为5~15岁，临床表现类似于骨感染，如发热、白细胞增多。局部症状以疼痛为主，局部肿块有时早于骨骼改变。对放疗敏感。

3. MRI表现：T1WI呈中等信号或者稍低信号，T2WI呈稍高信号，增强扫描不均匀强化，骨皮质信号不规则中断，骨膜新生骨呈T1WI等信号、T2WI中高信号，病变周围软组织肿块呈T1WI低信号、T2WI高信号，瘤内还可见多发性细薄的低信号间隔。少数病例可见骨内跳跃式转移。见图9-22。

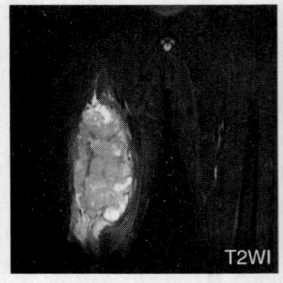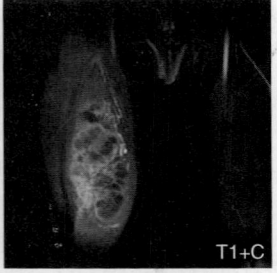

股骨中段膨胀性骨质破坏，形态不规则，边界不清，周围软组织肿块形成

图9-22　股骨尤因肉瘤

【鉴别诊断】

1. 急性骨髓炎：病史短，骨质破坏的同时开始出现骨质增生，骨膜反应表现为与骨皮质相平行的细线状高信号，外缘为骨膜骨化的低信号线，常有死骨，放疗无效。

2. 骨肉瘤：一般位于干骺端，与尤因肉瘤多位于骨干不同。骨肉瘤的针状瘤骨粗、长、不规则，骨质破坏区和软组织肿块内常见肿瘤骨形成。

（十）骨髓瘤

【诊断与读片要点】

1. 多发性骨髓瘤是一种恶性浆细胞病，是浆细胞不正常增生并侵犯骨髓的一种恶性肿瘤。临床表现为全身骨骼疼痛、软组织肿块和病理性骨折。

2. 主要累及头颅、脊柱、肋骨、骨盆、胸骨等。50%患者尿本周蛋白阳性。

3. 多位于中轴骨及四肢骨近端，骨质破坏或者骨髓浸润区呈T1WI低信号、T2WI高信号，边界清楚。几乎均合并明显的骨质疏松，病变弥漫时，在T1WI表现为多发、散在点状低信号，分布于高信号骨髓背景内，呈特征性的椒盐状改变。增强扫描明显强化。见图9-23。

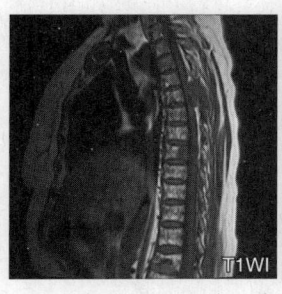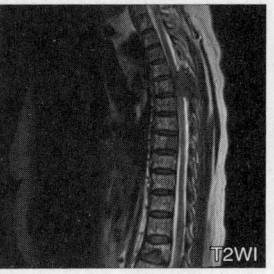

胸椎骨质疏松，见多发骨质破坏，呈斑片状T1WI低信号、T2WI高信号，边界清楚

图9-23 脊柱多发性骨髓瘤

【鉴别诊断】

1. 骨质疏松：多见于老年人，尤其是女性，年龄越大越明显，骨皮质完整，无骨小梁缺损区，无

331

短期内进行性加重趋势。脊柱表现明显而广泛，颅骨一般无异常改变。

2. 骨转移瘤：转移瘤病灶大小不一，边缘模糊，多不伴有骨质疏松，病灶见骨质密度正常，MRI表现为更粗大颗粒状或块状均匀异常信号，椎弓根受累多见，椎体可出现塌陷。

（十一）骨转移瘤

【诊断与读片要点】

1. 骨转移瘤是最常见的恶性骨肿瘤，多见于中老年人。

2. 骨转移瘤常为多发，可分为溶骨性、成骨性和混合性，以溶骨性常见。

3. MRI表现为多发骨质破坏区，在T1WI呈低信号，在T2WI呈程度不同的高信号，累及骨皮质，周围可见斑片状瘤周水肿，一般无骨膜增生和软组织肿块，常并发病理性骨折。成骨性转移在T1WI表现为低信号，在T2WI可呈高信号或者混杂信号。

4. 脊椎转移瘤通常最早转移至椎体，继而由椎体向后发展侵犯椎弓根。MRI除显示骨质破坏、椎体终板断裂和软组织肿块外，还可显示肿瘤对椎管内脊膜囊、脊髓和神经根的侵犯情况。见图9-24。

【鉴别诊断】

1. 骨髓瘤：骨髓瘤的病灶大小较一致，呈穿凿

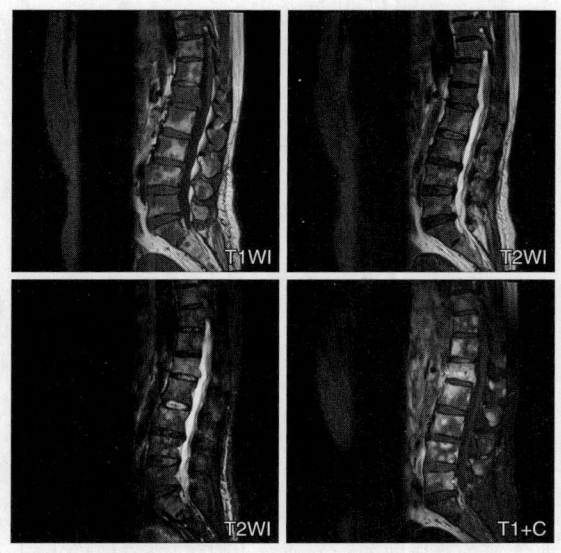

腰椎及附件多发骨质破坏，边界不清，增强扫描不均匀强化

图9-24　脊柱多发骨转移瘤

样骨质破坏，常伴有明显的骨质疏松，尿本周蛋白阳性，无原发肿瘤病史。

2. 骨嗜酸性肉芽肿：多见于儿童或青少年，患者一般情况好，可见溶骨性骨质破坏，边缘整齐，周围则可伴骨质硬化，病灶有自限自愈的趋势。

（十二）骨囊肿

【诊断与读片要点】

1. 骨囊肿为骨的良性肿瘤样病变，又称单纯性骨囊肿。

2. 多见于10～15岁的青少年，男性稍多于女性，一般无临床症状，多数因发生病理性骨折才被发现。

3. 最好发于长管状骨干骺端的骨松质或骨干的髓腔内，不跨越骺板。多为单发，病灶大多为卵圆形，其长径与骨长轴一致，均居于中心，很少偏心生长。囊肿向外膨胀性生长，皮质可变薄，外缘光整，可见硬化边，膨胀的程度一般不超过干骺端的宽度。一般囊内无明显骨嵴，少数呈多房样。

4. T1WI呈低信号或等信号、T2WI呈高信号，如果其内有出血或含胶样物质则在T1WI和T2WI上均为高信号。增强扫描囊壁可见强化。见图9-25。

【鉴别诊断】

1. 动脉瘤样骨囊肿：多呈偏心性生长，膨胀明显，常呈多房状，骨破坏区内常见多个液-液平面。

2. 骨巨细胞瘤：好发于干骺闭合后的骨端，呈偏心性生长，多呈囊状或者皂泡状结构。

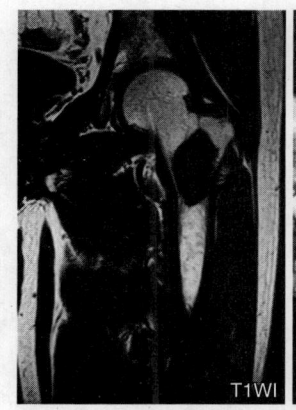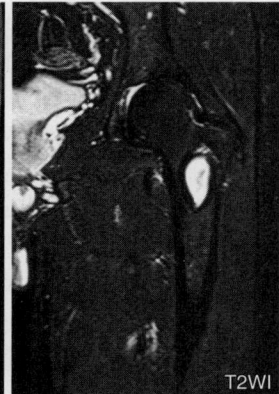

左股骨粗隆间椭圆形囊状T1WI低信号、T2WI高信号，边缘轻度硬化

图9-25　股骨粗隆间骨囊肿

（十三）动脉瘤样骨囊肿

【诊断与读片要点】

1. 动脉瘤样骨囊肿是一充满血液的肿瘤样病变，因其外形似动脉瘤样的囊状膨出而得名，为少见的良性肿瘤样病变。

2. 以10～20岁多见，临床主要表现为局部肿胀疼痛，呈隐袭性发病。

3. MRI表现：好发于长骨干骺端，可位于骨干的中央，也可偏心性生长，呈膨胀性囊状改变，其外侧为由骨膜形成的薄骨壳。囊内有或粗或细的骨小梁状分隔或骨嵴，使病变呈皂泡状外观。

4. 病变呈边缘清楚的膨胀性分叶状改变，边缘在T1WI、T2WI均为完整或不完整低信号，病灶内亦可见同样低信号的间隔，内可见液-液平面，T1WI上液-液平面上下的液体内均可见到高信号，T2WI上层为高信号，可能为浆液或高铁血红蛋白，下层为低信号，可能是有含铁血黄素成分。见图9-26。

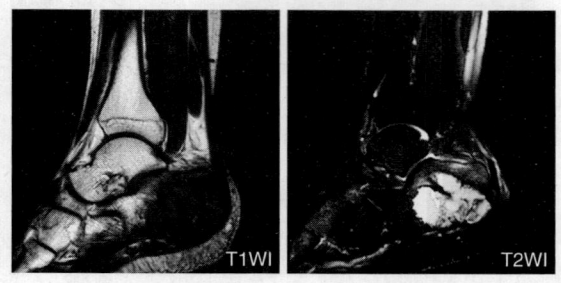

跟骨膨胀性骨质破坏，分叶状，信号不均匀，其内可见出血

图9-26　跟骨动脉瘤样骨囊肿

【鉴别诊断】

1. 骨囊肿：病灶大多为卵圆形，其长径与骨长轴一致，均居于中心，很少偏心性生长，膨胀的

程度一般不超过干骺端的宽度。一般囊内无明显骨嵴,不出现液-液平面。

2. 骨巨细胞瘤:好发于30岁以上成年人,多见于干骺愈合后的骨端,横向生长,呈溶骨性膨胀改变,病灶呈皂泡状,边界清晰,易发生病理性骨折,一般不出现液-液平面。

(十四)非骨化性纤维瘤

【诊断与读片要点】

1. 非骨化性纤维瘤为骨结缔组织源性的良性肿瘤,无成骨活动,骨骼发育成熟时,有可能自行消失。

2. 多见于20岁以下的青少年,多位于四肢长骨距骨骺板3~4 cm的干骺部,尤以胫骨、股骨和腓骨多见。

3. MRI表现:T1WI呈低信号,T2WI信号依据病灶成分的不同而变化,含纤维成分较多时呈低信号,含细胞成分较多时呈偏高信号,邻近髓腔侧可见低信号硬化带,骨髓腔可呈局限性片状T1WI高信号、T2WI低信号。

4. MRI对早期明确肿瘤内成分有价值,能更加明确病灶内部结构,如细胞及纤维成分的多少、病灶是否有出血坏死、脂肪成分的多少等。T2WI低信号可提示病灶内含纤维成分,这是观察的重点之一，增强扫描见轻度强化。一般不侵犯周围软组织。见图9-27。

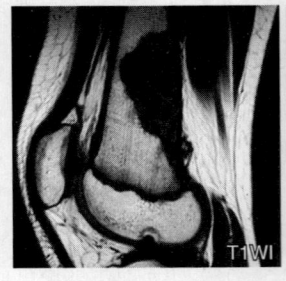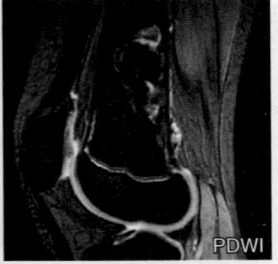

股骨下段后侧骨质破坏，形态不规则，信号不均匀，邻近骨质硬化

图9-27　股骨远端非骨化性纤维瘤

【鉴别诊断】

骨化性纤维瘤：好发于20～30岁，多发生于颅面骨，少数见于长骨，其内通常有成骨，病变区纤维及骨化部分呈低信号，囊变部分因蛋白质含量不同，其信号强度不一。MRI对其内钙化灶不敏感，因此通常需要结合CT及临床来鉴别。

（十五）骨纤维异常增殖症

【诊断与读片要点】

1. 骨纤维异常增殖症亦称为骨纤维性结构不良，是以纤维组织大量增殖，代替了正常骨组织为特征的骨疾患，可单骨、多骨、单肢或单侧多发。

2. 常见于儿童及青年，好发于11～30岁。四肢躯干骨以股骨、胫骨、肋骨和肱骨多发。颅面骨以下颌骨、颞骨和枕骨多发。长骨病变多始于干骺或骨干并逐渐向远端扩展。在干骺愈合前常为骺板所限，较少累及骨骺。

3. 病灶以膨胀性改变为主，边缘骨质可见硬化；不同的骨样组织、纤维组织、骨小梁成分比例会使得MRI信号明显不同，主要为骨样组织时，T1WI呈中等低信号，T2WI为较高信号；主要为纤维组织时，T1WI、T2WI均呈低信号；病灶中存在大量骨小梁和少量纤维组织时，MRI表现出明显的T1WI低信号、T2WI高信号；增强扫描呈较明显的均匀或者不均匀强化。见图9-28。

4. 病灶内可合并囊变、出血，多伴有骨骼畸形。

【鉴别诊断】

1. 甲状旁腺机能亢进性骨病：也可有膨胀性骨质破坏，MRI表现为T1WI低信号、T2WI高信号，但本症有骨质疏松、骨膜下骨吸收，化验血钙高、血磷低。

2. 非骨化性纤维瘤：多位于四肢长骨距骨骺板

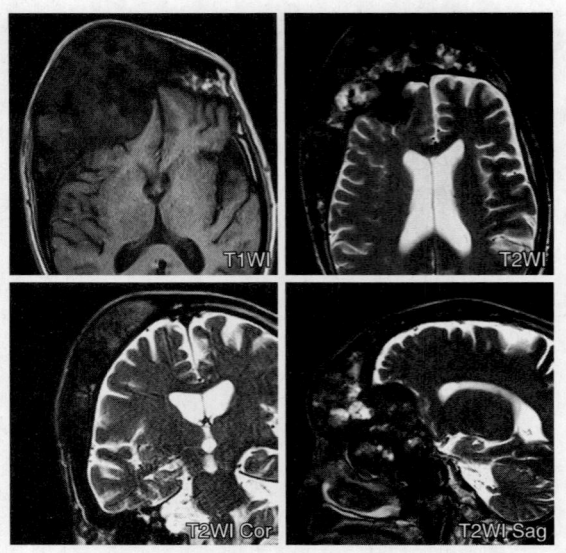

颅骨膨胀性骨质破坏，范围较广，形态不规则，呈高低混杂信号

图9-28 颅骨骨纤维异常增殖症

3～4 cm的干骺部，骨皮质或骨皮质下，骨骼膨胀、变形不明显，MRI表现为T1WI低信号、T2WI混杂信号。

七、常见软组织病变

（一）脂肪瘤

【诊断与读片要点】

1. 脂肪瘤是一种由成熟脂肪细胞构成的良性肿瘤，为最常见的间叶组织肿瘤。

2. 好发于50～70岁，多见于颈、肩、背、臀及肢体的皮下组织和腹膜后。

3. MRI表现为边界清楚、边缘光整的占位，T1WI呈高信号，T2WI呈中高信号，抑脂序列呈均匀低信号，可见包膜，内可有分隔；增强扫描无强化。见图9-29。

【鉴别诊断】

1. 脂肪肉瘤：肿瘤形态不整、边界不清、信号不均匀，其内可见软组织信号，抑脂序列其内信号不均匀，增强扫描可强化。

2. 脂肪堆积症：脂肪异常堆积通常无包膜，形态不规则，边界不清，病变内有纤维分隔，可因脂肪堆积而产生各种压迫症状。

（二）血管瘤

【诊断与读片要点】

1. 血管瘤是常见的软组织良性肿瘤，由血管组织所形成，可累及皮肤、皮下组织和深部软组织。

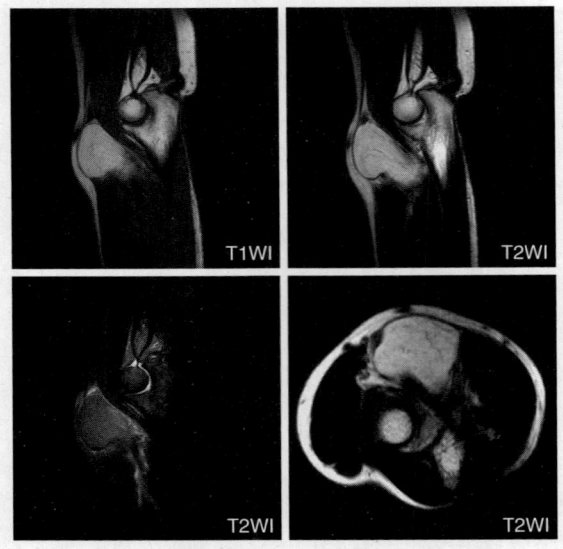

肘部软组织内团片状T1WI及T2WI高信号，边界清楚，压脂相呈低信号

图9-29 肘关节皮下脂肪瘤

2. 多见于婴儿和儿童，女性多见。分为毛细血管瘤、海绵状血管瘤、静脉性血管瘤、上皮样血管瘤、肉芽肿型血管瘤。

3. MRI表现为位于肌间或肌内的不规则占位，边界不清，T1WI上多呈不均匀等信号或高信号，

T2WI呈高信号，信号强度高于脂肪，随着T2权重的增加，病变信号也越来越高。

4. 静脉石及钙化则均为低信号，亚急性出血表现为T1WI、T2WI高信号，慢性出血因有含铁血黄素沉着，故T2WI呈低信号。

5. 增强扫描呈明显不均匀强化，呈渐进性、持续强化，可以看到粗大供血血管与病变相连。见图9-30。

【鉴别诊断】

脂肪肉瘤：肿瘤生长快，形态不规则，边界不清，信号强度不均，其内多脂肪、少钙化，增强扫描内无明显血管影。

（三）神经鞘瘤

【诊断与读片要点】

1. 神经鞘瘤又称施万细胞瘤，是起源于胚胎期神经脊施万细胞的肿瘤。

2. 多见于四肢屈侧较大神经干，肿瘤生长速度较慢，病程长，年龄、性别无明显差异。

3. MRI表现为肌间隙内边界清楚的类圆形肿块，T1WI呈等信号或低信号，T2WI呈不均匀高信号，内可见T1WI更低信号、T2WI更高信号的囊变坏死区；增强扫描呈明显不均匀强化，中心囊变坏死无强化；可见完整包膜，周围组织推挤受压，瘤

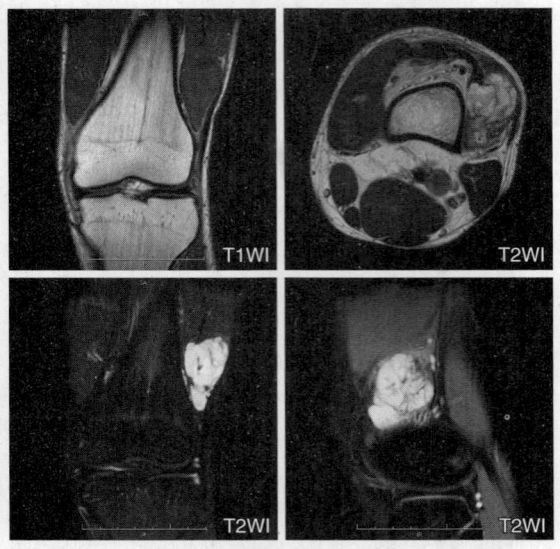

　　大腿下份软组织内占位，边界清楚，T1WI低信号、T2WI高信号，压脂相呈明显高信号

图9-30　血管瘤

周无水肿。见图9-31。

（四）滑膜肉瘤

【诊断与读片要点】

　　1. 滑膜肉瘤常发生在关节旁，与腱鞘、滑囊和关节囊关系密切，可侵犯骨组织，很少发生于关节

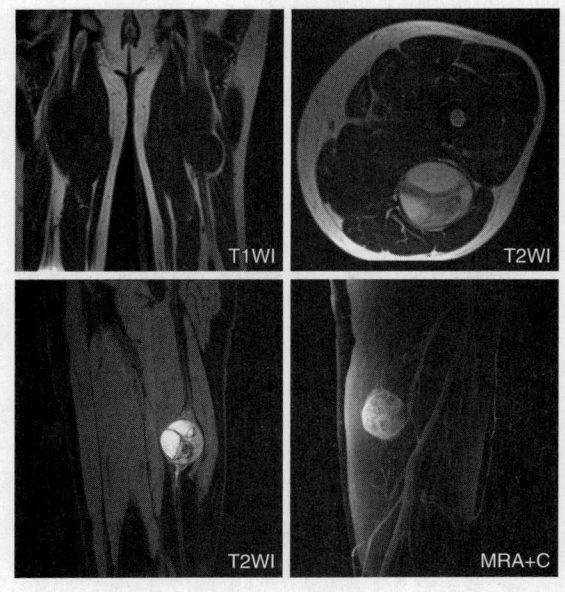

左大腿后侧肌间隙内类圆形占位，T1WI低信号、T2WI高信号，边界清晰，内见囊变，病变与股神经相连

图9-31 神经鞘瘤

腔内。

2. 多发生于青壮年，半数在20～40岁之间，男多于女。生长慢者，呈结节或者分叶状，有假包膜，与周围界限清楚。生长快者，呈浸润性生长，

边界不清。

3. T1WI上与肌肉相比，表现为等信号或者稍高信号，T2WI上信号混杂，以高信号为主，肿瘤内可见线状低信号分隔；增强扫描绝大部分呈明显不均匀强化。瘤周可见水肿，邻近骨质可见侵蚀、破坏。见图9-32。

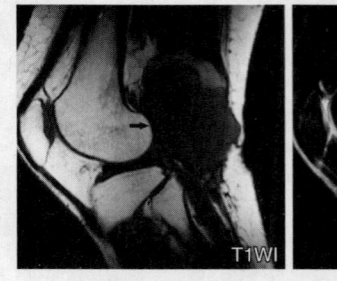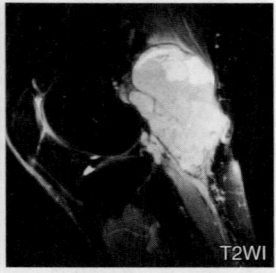

腘窝内团片状T1WI低信号、T2WI高信号，形态不规则，内见线状分隔

图9-32　滑膜肉瘤

【鉴别诊断】

恶性纤维组织细胞瘤：老年人多见，多位于深部肌肉组织内，呈与肌肉相似的软组织信号，坏死、囊变及出血多见，增强扫描呈明显、不均匀强化，边界不清，邻近结构常受侵犯。

八、脊柱病变

（一）椎体骨折

【诊断与读片要点】

1. 从生物力学角度，脊柱骨折分为前、中、后三柱骨折，前柱包括前纵韧带、椎体、椎间盘的前2/3，中柱包括椎体、椎间盘的后1/3及后纵韧带，后柱包括脊椎骨附件及后方软组织。

2. MRI为脊椎及脊髓的重要影像学检查手段。椎体骨折急性期压缩性椎体呈楔形改变，可见骨髓水肿信号，T1WI呈低信号，T2WI呈高信号，部分可见线状T1WI及T2WI低信号骨折线。

3. 脊柱爆裂性骨折常累及椎体后柱，部分碎骨片进入椎管，脊髓受压、损伤，急性期表现为脊髓水肿、挫伤，呈T1WI低信号、T2WI高信号，若伴有出血，则表现为T1WI等信号或稍高信号，T2WI为高、低混杂信号。见图9-33。

【鉴别诊断】

1. 脊柱转移瘤病理性骨折：多同时累及椎体及附件，一般为多个椎体同时受累，有肿瘤病史，增强扫描可见强化。

2. 脊柱结核：多累及相邻椎体，椎间盘多受累，多伴有椎间隙的狭窄、椎旁冷脓肿及脊柱

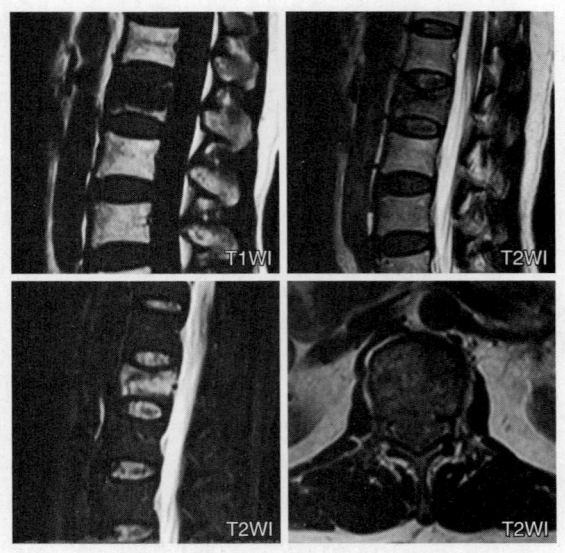

腰2椎体变扁，上缘塌陷，压脂相呈高信号，椎管变窄

图9-33　椎体压缩性骨折

畸形。

（二）脊柱结核

【诊断与读片要点】

1. 脊柱结核为最常见的骨关节结核，成人发病部位以腰椎多见，儿童发病部位以胸椎多见。

2. 临床上起病隐匿，病程缓慢，局部有活动受限，颈、腰背部疼痛。

3. 常累及相邻椎体，形成对吻状骨质破坏，椎间盘破坏、椎间隙变窄或消失，椎旁冷脓肿、后突畸形为脊柱结核的特征性表现。

4. MRI表现为不规则虫蚀状骨质破坏，T1WI呈不均匀等低信号，T2WI为混杂高信号；椎间盘间隙变窄或消失；椎旁冷脓肿位于颈椎多表现为咽后壁软组织肿胀，位于胸椎、腰椎则表现为椎旁梭形软组织肿块影；增强扫描病变区呈明显不均匀强化，椎旁冷脓肿常呈环形强化；常伴有后突畸形。见图9-34。

【鉴别诊断】

1. 脊柱转移瘤：一般累及多个椎体及附件，呈跳跃性分布，表现为椎体及附件的骨质破坏和软组织肿块，椎间隙一般无改变，增强扫描肿块较均匀明显强化。

2. 化脓性脊柱炎：骨质破坏进展快，病程短，骨质增生硬化明显，较结核更容易出现骨性融合。

3. 脊柱终板炎：一般有椎间盘突出及椎体退化背景，椎间隙可变窄，椎体边缘信号改变，无明显骨质破坏，无周围冷脓肿形成。

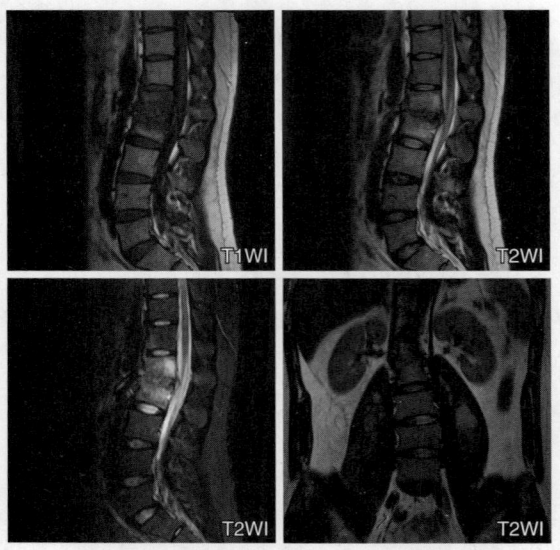

　　腰1、2椎体骨质破坏，椎间隙变窄，椎旁软组织肿胀伴冷脓肿形成

图9-34　脊柱结核

（三）椎体血管瘤

【诊断与读片要点】

　　1. 脊柱血管瘤属于良性肿瘤，是血管畸形的一种，最常见于胸椎，腰椎次之。病理学表现为大量增生的毛细血管及扩张的血窦。

2. 椎体内血管瘤典型MRI表现为累及椎体一侧或整个椎体的结节状异常信号，T1WI呈低信号，内可见小斑点状更低信号，代表增粗骨小梁，呈栅栏样改变，T2WI呈高信号，且随TE时间的延长，信号逐渐增高，增强扫描可见明显强化。

3. 部分椎体内血管瘤含有脂肪成分，在T1WI、T2WI上均表现为高信号，抑脂序列呈较高信号。见图9-35。

【鉴别诊断】

1. 脊柱转移瘤：患者多有恶性肿瘤病史，多累及多个椎体，无栅栏样改变，骨皮质多破坏，T2WI信号没有血管瘤高，增强扫描强化程度一般为中等程度不均匀强化。

2. 局灶型脂肪沉积：T1WI及T2WI均呈高信号，脂肪抑制后呈低信号，增强扫描无强化。

（四）脊柱转移瘤

【诊断与读片要点】

1. 多有恶性肿瘤病史，转移方式分为成骨型转移、溶骨型转移、混合型转移。

2. 溶骨型转移多表现为椎体骨质破坏，呈T1WI低信号、T2WI高信号改变；成骨型转移在T1WI及T2WI均呈低信号改变；混合型转移为最常见的转移方式，呈T1WI低信号、T2WI高信号为主

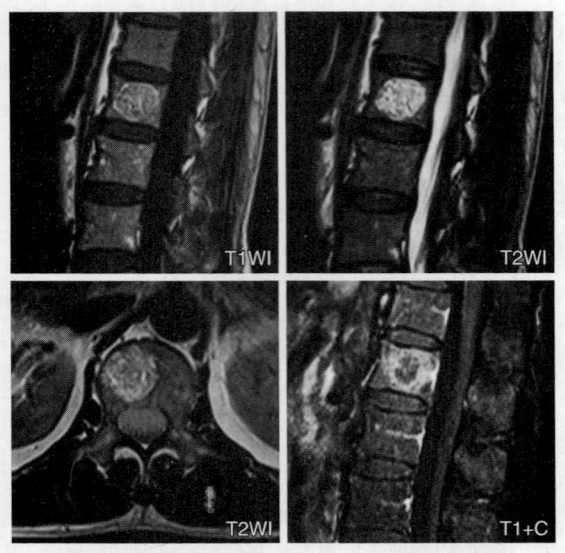

腰2椎体内结节状T1WI略高信号、T2WI高信号结节影，内见线状低信号，增强扫描明显强化

图9-35 腰椎血管瘤

的混杂信号。

3. 多伴有多个脊柱椎体及附件的骨质破坏，可伴椎旁肿块，一般不累及椎间盘，常引起脊髓压迫症状。见图9-36。

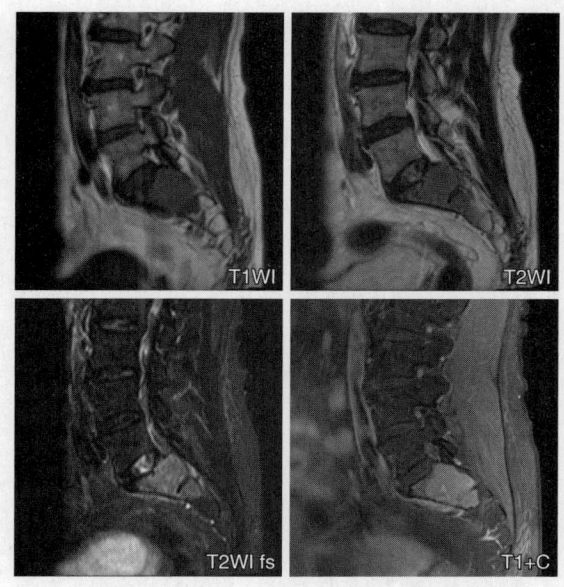

骶椎骨质破坏,呈片状T1WI低信号、T2WI高信号,形态不规则,边界不清,增强扫描明显强化

图9-36 骶椎转移瘤

【鉴别诊断】

1. 良性压缩性骨折:见于老年骨质疏松患者,呈楔形或双凹改变,多不累及附件,增强扫描强化不均匀。

2. 脊柱结核：脊柱结核多有肺结核或胸膜结核病史，多累及相邻椎体，椎间盘常受到破坏，附件一般不受累，软组织周围一般伴有冷脓肿，晚期可出现脊柱后突畸形。

（五）椎间盘突出症

【诊断与读片要点】

1. 椎间盘突出症是指因椎间盘退化、纤维环破裂，髓核突出压迫脊髓、马尾或神经根所引起的以腰腿痛为主要特征的疾病。

2. 可发生于脊柱的任何部位，以活动度大的部位多见，其中腰椎间盘最多见，其次是颈椎间盘，胸椎间盘少见。

3. MRI表现：T2WI表现为相应节段椎间盘信号减低，并可见凸向后的弧形改变，压迫硬膜囊；轴位片显示相应节段椎间盘向后呈弧形、扁平形、不规则形，硬膜外脂肪消失，脊髓及神经根可有受压表现。

4. 大部分椎间盘突出可伴有邻近椎体终板的改变，分为三型：①水肿型，T1WI呈低信号、T2WI呈高信号；②脂肪变性型，T1WI及T2WI均呈高信号；③硬化型，T1WI及T2WI均呈低信号。见图9-37。

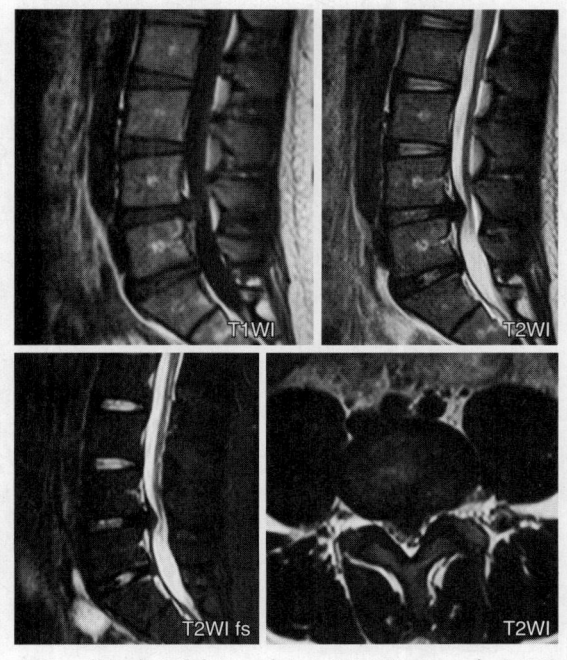

腰4/5椎间盘信号减低，并向后方局限性突出，相应硬膜囊受压

图9-37　腰椎间盘突出症

【鉴别诊断】

1. 椎间盘膨出：椎间盘组织向周围广泛膨隆超过椎体边缘。

2. 脊髓外硬膜内肿瘤：髓核游离型椎间盘突出症需与之鉴别，脊髓外硬膜内肿瘤多呈T1WI低信号、T2WI稍高信号，一般无椎间盘变性，增强扫描见强化可资鉴别。

（六）椎间盘膨出

【诊断与读片要点】

1. 椎间盘膨出是指因椎间盘退化或压力较大引起髓核内压力增高，纤维环内层破裂，中层及外层膨隆。

2. 最常发生于运动量大的节段，以腰椎最为常见。临床症状与椎间盘突出症相似。

3. MRI表现：椎间盘T2WI信号降低，髓核纤维化，呈线样低信号，纤维环低信号完整，向四周均匀膨隆，高信号髓核位于纤维环内，硬膜囊受压。见图9-38。

【鉴别诊断】

椎间盘突出症：纤维环破裂，髓核和纤维环向单方向局限性突出，多伴有硬膜囊、神经根压迫。

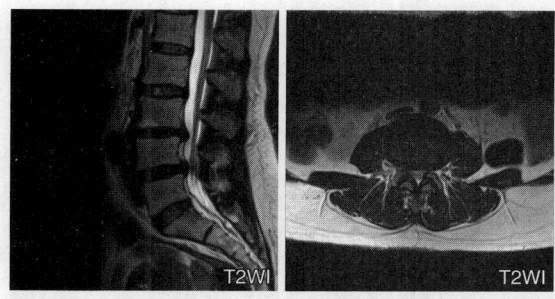

腰4/5椎间盘信号减低，并向周围膨出，超出椎体边缘，相应硬膜囊受压

图9-38　腰椎间盘膨出

（七）脊柱退行性改变

【诊断与读片要点】

1. 脊柱退行性改变是指随着年龄的增长，脊柱发生的生理性老化过程；多无明显临床症状，部分伴有颈腰背部僵硬、疼痛。

2. 脊柱退行性改变包括椎体、椎间盘、椎小关节、韧带的退行性改变。

3. 椎体的退行性改变主要表现为椎体骨质疏松，小斑片状脂肪沉积，骨质边缘增生变尖、骨赘形成；椎间盘的退行性改变表现为椎间隙的变窄，T2WI相椎间盘信号减低，正常"夹心饼干"结构消失，当椎间盘出现气体或钙化时，T1WI及T2WI均呈低信号；椎小关节的退行性改变表现为椎小关节肥大，椎小关节间隙变窄。见图9-39。

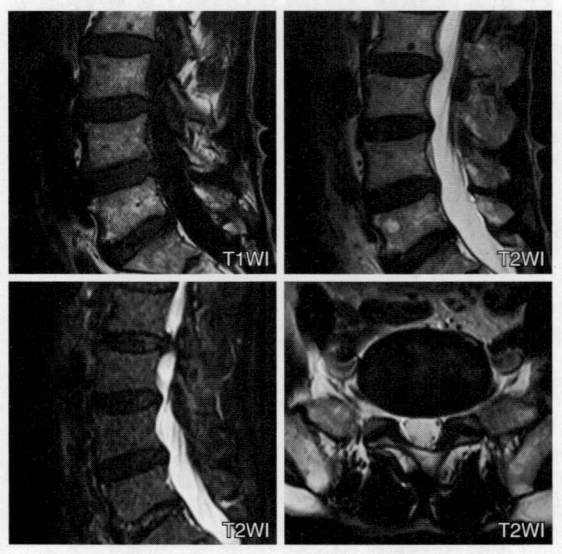

腰椎生理曲度变直，椎体骨质增生，椎间盘T2WI信号减低，椎小关节间隙变窄

图9-39　腰椎退行性变

【鉴别诊断】

1. 骨髓瘤：骨髓瘤以发于颅骨及中轴骨较为常见，表现为在骨质疏松的基础上伴有多发穿凿样

骨质破坏，骨质破坏区边界模糊，增强扫描可见强化。

2. 脊柱转移瘤：多有原发肿瘤病史，多椎体跳跃受累，周围多伴有软组织肿块，增强扫描可见强化。

（八）强直性脊柱炎
【诊断与读片要点】

1. 强直性脊柱炎是一种以中轴关节慢性炎症为主的全身性疾病，早期主要累及骶髂关节，呈对称性，可同时累及髋关节，晚期可出现脊柱韧带广泛性骨化致脊柱强直。

2. 以青年男性发病率较高，临床实验室检查C反应蛋白增高，血沉加快。90%的患者HLA-B27阳性，类风湿因子多阴性。

3. MRI为强直性脊柱炎最为敏感的影像学检查方法，根据增强扫描及DWI序列成像可以判断病变的活动性。早期骶髂关节面模糊，关节面下缘可见斑片状骨髓水肿信号，呈T1WI低信号、T2WI高信号；随后关节面下缘发生骨质侵蚀，边缘骨质增生硬化，T1WI、T2WI均呈低信号；晚期关节间隙变窄。随着病情进展，病变向上侵及脊柱骨突关节及周围肌腱韧带，椎旁韧带炎表现为韧带增厚、肿胀，T1WI及T2WI抑脂序列呈高信号，韧带骨化表现为脊柱旁条形T1WI、T2WI低信号。活动期增强扫描，双侧骶髂关节面下可见强化。见图9-40。

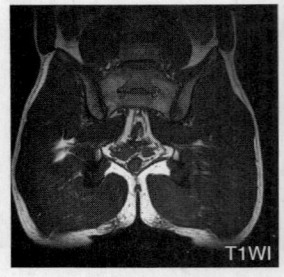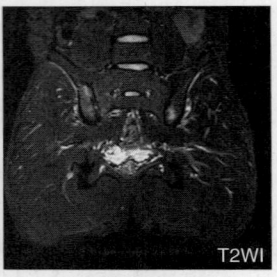

骨双侧骶髂关节间隙变窄，关节面不规则骨质破坏，邻近骨质水肿

图9-40　强直性脊柱炎

【鉴别诊断】

1. 骶髂关节结核：该病主要累及骶髂关节前下滑膜部，骨质破坏以髂骨为重，且多伴有死骨及软组织脓肿，关节间隙无强直性脊柱炎变窄明显。

2. 退行性骶髂关节炎：发病年龄较大，骨质增生明显，常形成骨赘，关节间隙变窄无强直性脊柱炎明显，一般不出现骨性强直。